肿瘤

临床治疗拾奇

范述方 编著

全国百佳图书出版单位
中国中医药出版社
·北京·

图书在版编目（CIP）数据

肿瘤临床治疗拾奇 / 范述方编著 . — 北京：中国中医药
出版社，2022.4

ISBN 978 – 7 – 5132 – 7403 – 6

Ⅰ . ①肿… Ⅱ . ①范… Ⅲ . ①肿瘤—中医治疗法
Ⅳ . ① R273

中国版本图书馆 CIP 数据核字（2022）第 022483 号

中国中医药出版社出版

北京经济技术开发区科创十三街 31 号院二区 8 号楼
邮政编码　100176
传真　010-64405721
三河市同力彩印有限公司印刷
各地新华书店经销

开本 880×1230　1/32　印张 6.5　字数 123 千字
2022 年 4 月第 1 版　2022 年 4 月第 1 次印刷
书号　ISBN 978 – 7 – 5132 – 7403 – 6

定价　42.00 元
网址　www.cptcm.com

服 务 热 线　010-64405510
购 书 热 线　010-89535836
维 权 打 假　010-64405753

微信服务号　zgzyycbs
微商城网址　https://kdt.im/LIdUGr
官方微博　http://e.weibo.com/cptcm
天猫旗舰店网址　https://zgzyycbs.tmall.com

如有印装质量问题请与本社出版部联系（010-64405510）

前　言

　　"战略上藐视敌人，战术上重视敌人"是应对战争的战略和战术思想的集中表达，是在与敌作战中制胜的法宝。用药如用兵，诊病如布阵。所谓战略是决定全局的策略，战术是解决局部问题的方法，敌人可以指真正的敌人，也可以指工作中遇到的困难和障碍。就本书而言，肿瘤就是我们最大的敌人。

　　在战略上藐视敌人，才敢于和强大敌人做斗争，才能有旺盛的斗志，百折不挠，奋勇直前，才不会被敌人外强中干的现象所迷惑，才不至于被敌人一时的猖狂所恐吓，才不至于悲观失望，无所作为。在面对肿瘤时同样如此，只有藐视它，才不会被其吓倒，才能树立勇于面对的信心，才敢于制订方案与其斗争。

　　在战术上重视敌人，是战略思想在具体战役中的实施。只有在战术上重视敌人，才不至于产生轻敌思想，才有利于保持清醒头脑。我一生行医十分谨慎胆大细心，正所谓临证就是战略，"用药如用兵"。学医首先要认真读书，读后要认真思考实践，二者缺一不可，光读书不实践，就会仅知理论，不懂临床治病；盲目临床治病，不好好读书，则会草菅人命。行医之道必须精神集中，意念专一，治疗疾病方能得心应手。不能封闭自己，不存门户之见，以开阔的医术视野和大气魄去吸取中外优秀医疗成果，这种参照和吸收，不是为了改变自己，而是为了发展自己，特别是对于疑难杂症，中、西、藏药结合的诊治方法拥有很大的潜力。要深知"他山之石，可以攻玉"，应虚心学习他人的东西，不论古人的还是现代的，懂得西医的检查诊断方法，对了解病情、观察疗效、判断疾病的转归等有十分重要的意义。但若被西医的检查和诊断方法束缚，放弃中医的辨证论治，则将寸步难行。所以对于中医大夫，西医知识可供参考借鉴，为我所用，但辨证论治原则无论何时都不能丢掉。目前肿瘤仍然在考验着我们，只要我们有充足的信心，坚定"若要中医兴，唯有医赞医"的信念，中西医相互补充，变压力为动力，对肿瘤的抗击就会取得最后的胜利，为保障人类健康作出贡献。

在此特别感谢罗娟女士帮我做了很多联系工作，让这本书能够结缘中国中医药出版社，顺利出版并与大家见面。

范述方

2021 年 10 月 28 日

编写说明

本书专门为肿瘤患者编写，集行之有效的验方、偏方医案，期能实现济世利民的宏愿。在每一个医案中，都有详细配方、治疗过程，方案效佳，通俗易懂。

本书是著者参考了大量医学古籍与现代医学期刊、著作，结合 60 余年以来收集的资料及长期的临床实践，精心筛选，认真整理编写而成。

本书所载验、偏方均经几代人几十次甚至几百次亲身临床验证，证明均有神奇的治疗效果。这些验方、偏方是我祖辈和康巴劳动人民智慧的结晶，是保障人民身心健康的宝贵财富，是中医学、藏医学宝库中的重要组成部分。这些药方以简单、方便、省时、经济、及时、疗效显著为特点，能与肿瘤坚持"运动战"及"持久战"。

本书分两部分，一是笔者的肿瘤临证经验及验案，二是笔者对其他疾病的辨治经验分享。全书最为突出的特点：对肿瘤论述有详细的配药法、使用方法、注意事项，语言通俗易懂，使读者一目了然，会感到有很强的实用性和安全感。

书中之方药有和群之妙用，许多肿瘤能由危转安，但它又不是万能。病有阴阳表里之分，证有虚实寒热之别。由于每个人所处的环境不同，体质上也有差异，有的人用这个方适合，而有的人就不适合，甚至无效。因此，在选方治病用药时，不能按一个模式生搬硬套，应学会灵活机动的战略和技术，应学会区别症状，做到辨证施治，不可盲目按图索骥，依方套病，犹如削足适履，往往难以奏效，甚至还会出现意外事故。

目前，中西医病名还不能统一，书中的病名有些是中医叫法，有些是西医叫法，书中有些方剂仍然采用古籍方及道地药材。由于书中各种药方来源复杂，有许多药名属于地方别名，在《中国药典》上没有记载，对于这样的药方，不要勉强应用，以免贻害患者。穿山甲在2020年版《中国药典》中未被继续收录，本书所载药方均为2020年前创制，故未删除该药。临证曲折，尽现眼前，妙药除疾，理法自安。

本书是患者的良师、医生的益友，又是城乡每个家庭及中老年人自我保健的科普书籍，任君评述，言不在简，只为助君临病增验。所以把这些几代人的宝贵之方"聚英荟萃"，汇成此册，推向社会，是想为人民健康事业、肿瘤患者尽点微薄之力，这也是著者的多年夙愿。

人们都说"天下一家亲，世界一家人"，本书旨在用中医药治疗肿瘤，延长患者生命，缔造和谐的中医价值观，让人类幸福地生活在这个美丽的地球之上。

范述方

2021年11月1日

目　录

肿瘤临证经验及验案

其他验案精粹

肿瘤临证经验及验案

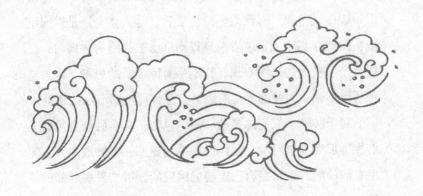

肿瘤是慢性病，应从扶阳通阴治疗

但凡阳气到不了的地方就会产生阴邪；而阳气旺盛的地方，阴邪则无法生存。《黄帝内经》云："阳化气，阴成形。"若体内阳虚，动能不足，许多身体不需要的东西就会累积在体内，久之变成阴实，"毒瘀交阻"。中医疗法扶阳攻毒理念，就是通过扶助人体阳气以攻毒，达到抑制阴邪毒瘀之目的。

在临床上，一旦被确诊肿瘤，西医治疗的三步曲——手术、放疗、化疗，便程序化地被启动，这些治疗的副作用及不良反应很大，会损伤元气。肿瘤患者通常身体虚弱，接受这一系列治疗，在某种程度上说，就是让患者自身和肿瘤组织一起接受考验，看谁能坚持到最后，是人体？还是肿瘤细胞？因此在临床上，患者一旦得知自己被诊断为肿瘤时，往往会产生极大的恐惧心理，特别是身体虚弱的患者，因为这种恐惧不仅是对肿瘤本身的恐惧，还有对抗癌治疗的恐惧。

对于肿瘤，人们总是谈"瘤"色变，其实肿瘤并没有人们想得那么复杂可怕，原因很简单，比如一个肿瘤患者，当没有确诊的时候，是自己走着去医院的，可当发现肿瘤的一瞬间，患者会突然间站不起来了，甚至一蹶不振而死亡，这实际上是患者自己把自己给吓死的。肿瘤细胞是什么呢？肿瘤细胞也是一种人体的细胞，是一种不受人体控制的细胞，如果人体内有适合于肿瘤细胞生长的条件，它马上就发展起来，你杀也杀不掉，化也化不掉，就是手术暂时切除了，不久它又会生长起来，因为只要人体内适合这些肿瘤细胞生长与生存的环境存在，它就会生存、生长，如果这些生存与生长环境消失了，不适合这些细胞的生存，它自然就会消失。所以当一个人的免疫系统抵抗力强的时候，癌细胞很容易被杀死，从而阻断了它繁殖，不可能有形成肿瘤的可能性。

肿瘤因毒瘀交阻络先病

西医化疗就是杀死体内那些增殖迅速的肿瘤细胞，但是与此同时，它也扼杀了骨髓、胃肠道中迅速生长的健康细胞，并严重影响了五脏功能，在消灭肿瘤细胞的同时，也对健康的细胞、组织和器官造成了灼伤、瘢痕等不同程度的损害。在化疗和放疗的初期，肿瘤在尺寸上是有逐渐缩小的趋势，然而治疗效果却和治疗时间不成正比，眼看着化疗、放疗的时间一天天增长，肿瘤细胞却还在患者体内肆意妄为。人体进行长期化疗、放疗后，免疫系统的防御能力就会大大降低，甚至彻底崩溃，因此，一点小感染或者并发症就足以让肿瘤患者搭上性命。此外，长期的放疗和化疗会使癌细胞对其产生免疫，这时候要想摧毁肿瘤细胞也就难上加难了。

那手术治疗呢？很抱歉地告诉你，它极容易引起肿瘤细胞的转移。

中医认为，肿瘤的病机为毒瘀交阻，正气亏损，是因不良情绪、饮食习惯、禀赋遗传等致病因素作用于机体，使气、血、痰、瘀、毒凝聚而成，或原患有相关的高危疾病激变。但肿瘤的发生必以正气虚为先决条件，而肿瘤形成之后扰乱体内功能，耗气损血伤阴，又以损伤元气为代价，故而在疾病演进中，脏腑经络正气亏虚与肿瘤结聚伤正共同存在于证候的统一体中，形成虚实关联。应对虚与实证候结构中的主次变化，采用虚实标本临床思维方法，《黄帝内经》云"阳化气，阴成形"，将补虚培本与抗癌治标本相结合，把治疗用药游刃于证候虚实变化之中，通过扶助人体的阳气，达到抑制阴邪之目的，以解毒化瘀破结治标为辅，治疗无法控制其正常生长而形成的人体"怪物"。其实这个"怪物"一点也不怪，它不过就是因气、血、痰、湿、瘀、津液、阴邪、寒凝之物引起的慢性病罢了。

扶正以鼓舞真阳，温化阴邪

《素问·生气通天论》曰："阳气者，若天与日，失其所，则折寿而不彰，故天运当以日光明，是故阳因而上，卫外者也。"说明阳气在人体中何其重要，将其比作天与日，贯穿生命始终，主宰命运，有阳则生，无阳则死。《黄帝内经》说："正气存内，邪不可干；邪之所凑，其气必虚。"其中正气和邪气都可以按宏观和微观进行分类，比如：正气可以分为元气、元精、真阳或抑癌基因、有益微生物等；邪气可分为寒邪、湿邪、毒瘀或癌基因、有害微生物等。

笔者认为，肿瘤就是阴邪在体内大量积聚的表现。若要补助和护好机体阳气，扶助正气以通阴治疗肿瘤，应从以下几个方面来实现：一是从饮食中吸收阳热之性，多食富含营养的高蛋白食物，以及能增强免疫力的药物、膳食补充物，少食生冷食物或损阳之药物。二是从运动中产生阳热之气，适当参加体力劳动和体育锻炼及各种运动，通过运动助阳生热。三是从性情中保护阳气，肿瘤是一种考验人们肉体、精神的疾病，积极乐观的心理状态会帮助战斗于抗癌最前线的患者们痊愈而归，相反，愤怒、无情、刻薄会使身体进入高度紧张且呈恶性的环境中，所以让我们学着去爱护生命、宽容他人吧！去放松享受吧！四是适度调控好自己的性情与欲望，注重精神内守，固护阳气，以免把自己推向万劫不复之地。五是从周围环境中吸收阳气，多参加些力所能及的活动，接受日光浴，禀天地之阳气。

因为正气亏损，血脉不能顺畅运行，才会形成肿瘤，正气充足，血脉通畅，则不会产生肿瘤。阳气不足，阳不制阴，则阴邪内生，日久成毒；或者阳气不足，脏腑功能活动障碍，其温煦、运动、宣发、疏泄、通调等功能失职，产生津、血、痰、液、湿、毒等实邪，并相互蕴结而形成癌肿之

5

证；甚至阳气不足，阳损及阴，阴竭阳脱而夺人性命。

因此，笔者根据多年的经验，认为在治疗肿瘤时，要自始至终地温补阳气，补真阳，鼓舞阳气，或阴阳互补，或扶正通阴与祛邪兼顾。肿瘤的发展是一个复杂的过程，始为阳气不足，阴邪内生而成毒，渐为脏腑功能活动障碍，其温煦、运动、宣发、疏泄、通调等功能失职，产生大量痰、瘀、湿、毒等实邪并互相蕴结而成癌肿之证，终为阳损及阴，阴阳离决。

因此在治疗上：一要扶正调理阴阳，补其虚弱，借助外来力量帮助正气作战；二要祛其实邪，一方面化阴邪，另一方面鼓舞脏腑阳气，使脏腑功能逐渐恢复，将恶邪逐渐排出；三要削其坚块，肿瘤就是积聚的阴邪，利用中药强大的"通窜"力量，就能极大地激发人体的免疫功能，将癌肿击破，并疏通血脉，将"垃圾"输送出去，患者身体会一天比一天强壮起来，并不会出现像西医放疗、化疗后所出现的头发脱落和身体极度虚弱的现象；四要"痛则不通，通则不痛"，是指因为经脉不通，人体自身的阳气就会被调来进行疏通，不通的经脉通畅了，患者自然也就感觉不到疼痛了；五要攻补兼施，内外合治，肿瘤是一种考验人们肉体、精神的慢性疾病，要守其精神，持久战斗，其重点应放在药物治疗与心理治疗相结合的中西综合治疗上，方能取得事半功倍的效果。

肿瘤转移是为得到气血生存

　　基于以上理论，笔者对肿瘤转移的机制提出以下观点。肿瘤的发展是一个由善转恶的过程，初期患者阳气先虚，阴邪内生，但正气尚存，邪气未实；中期为体内实邪蕴结，积聚凝滞，正气渐虚，邪气盛实；晚期为阳损及阴，阴竭阳脱，正气大衰，阴阳离决。虽然能用手术切除肿瘤，但会进一步损伤人体之元气，而且周围被堵塞的气血经脉并没有被疏通，气血运行会更加不畅，这就是为什么手术后癌细胞还会扩散转移的根本原因。如果在肿瘤切除术后将西医治疗与传统中医恢复元气的方法相结合，即扶阳固本与排毒相结合，那么肿瘤患者痊愈都是有可能的。

　　中医使用回阳益气固本的药物可以恢复元气，使经脉逐渐通畅，增强祛邪的力量。虽然开始时可能会出现萎缩的肿瘤变大的情况，但这就是"阴变阳者"的有力表现，由于药物不断地为患者增强元气，经脉的循行就会逐渐通畅。一旦经脉通畅，疼痛就会减缓，毒瘀排出，肿瘤就会一天天消除。故扶阳通阴是一种有效的治疗方法。

　　"癌毒"虽为阴邪，但存于体内一方面要阻滞机体气、血、精、津液等基础物质的化生，另一方面又要吸收消耗大量的基础物质以自养。因此，肿瘤的转移是局部"阴"虚至极，无以自养，必向"阴血"相对旺盛的脏器组织"浸润"

的过程，即当局部组织的精、血、津液等基础物质被"癌毒"大量消耗殆尽，出现严重不足、不能自养的情况，"癌毒"必然向"少气多血"之脏器转移，从而侵占该脏器组织之精、血、津液等基础组织以自养，达到谋求繁衍生息的目的。知此机制，当有助于临床，"在战略上藐视，战术上重视"以治疗肿瘤。

治恶性肿瘤探微

西医注重微观局部和病原的致病性，中医则注重宏观整体、机体的反应性。将二者相结合的思维，会给认识疾病、治疗疾病带来一个新的突破点。

恶性肿瘤源于正虚致脏腑功能紊乱

恶性肿瘤发生的根本原因是正虚，扶正固本是治疗的基本法则，急则治其标是治疗基本法则的必要手段，中医扶正固本与西医放化疗相结合，取长补短是治疗的有效方法。

恶性肿瘤的西医病因有感染说（细菌、病毒、寄生虫）、中毒说（煤焦油重金属类、染料、石棉等）、刺激说（放射性物质、X线、核素）等，近年来又提出了人体自身免疫缺陷及变态反应学说等。而中医是如何认识其病因病机的呢？《素问》一针见血地指出"正气存内，邪不可干"，"邪之所凑，其气必虚"，明确地认识到"正气"是决定疾病发展的关键。明代医学家陈实功在《外科正宗》中提出了"积之成者，正气之虚也。正气虚而后积成"的论点，直接把《素问》"正虚发病"的观点应用于肿瘤之发病，认为只有在正气不足的情况下，邪气才能侵犯人体，从而导致脏腑功能紊乱，气血阴阳失调而形成肿瘤。此观点与西医现代免疫学说不谋而合，为现代肿瘤学的发展指明了方向。

"扶正固本，急则治其标"是治疗恶性肿瘤基本法则

《医宗必读》云"积之成也，正气不足而后邪气踞之"，指出正虚是恶性肿瘤发生的根本原因，正虚的实质是脏腑气血功能失调和机体免疫功能减退，而邪气不仅指六淫（风、寒、暑、湿、燥、火）、疫毒、饮食劳伤，更包括正虚之后产生的痰结、湿聚、气阻、血瘀、郁热等病理变化。肿瘤的生长只有在机体阴阳失调、正气亏虚的情况下才能发病，正所谓"邪气所凑，其气必虚"。而肿瘤细胞及其所导致的感染、出血、梗死等反过来又影响脏腑气血功能，使正气更加虚而出现恶性循环，此系恶性肿瘤难以治愈之根本。所以现代医学认为癌的发展与自身免疫功能有关，因此调节机体免疫系统已成为当前西医治疗肿瘤的方法之一，大量生物制剂的涌现旨在调节改善肿瘤患者的免疫系统，这和中医的扶正固本有异曲同工之妙。中医之正虚其实研究的是脾肾两脏之虚，肾为先天之本，脾为后天之本，两脏之虚堪称本虚，扶正固本的核心是健脾益肾。

恶性肿瘤虽以正虚为本，但在大部分情况下，邪实仍

是主要矛盾。在这种情况应本着"急则治其标，缓则治其本"的原则使用西医手术、放疗、化疗手段。就肿瘤的诊断而言，应首先借助西医方法明确诊断。随着现代肿瘤学的发展，越来越多的人主张采用肿瘤的综合治疗，其最佳方案是根据患者的机体状况、肿瘤病理类型、侵犯范围（病期）和发展趋势，有计划地、合理地应用现有的治疗手段，以期较大幅度地提高有效率，改善患者的生活质量。除手术、放疗、化疗外，现代医学把治疗肿瘤的视线转向细胞因子和基因治疗研究，这和中医的扶正固本不谋而合。

中医西医结合治疗是发展趋势

西医放疗虽然不能彻底治疗恶性肿瘤，但能直接杀伤或抑制肿瘤细胞，在解决肿瘤标实方面具有中药无法比拟的优势。将中医扶正固本之方法作用于减少放化疗的毒副作用，既可以加强放化疗的治疗效果，又可消除放化疗的毒副作用，手术、放化疗是矛，中药扶正固本是盾，矛能杀癌细胞，盾能保护机体生理细胞。因此中药扶正固本与西医放化疗相结合可形成互补，在临床上获得效果。

食管癌以润为降促纳谷

随着食管癌病程的进展，患者会出现不同程度的吞咽困难，此乃痰气毒瘀凝聚食道，致管腔狭窄，此时应以促进纳食进谷为要务，中医所谓"谷昌则存，谷绝则亡"。然而临床用降气和胃之法促咽食对不少患者无功，破结行滞之法也多徒劳。食道为胃之上口，具燥土之性，生理特征亦"以润为降"，咽食受阻与"胃之干槁，润降失常"最为相关，所以治疗要以润为降。润则食下，故常用养阴的太子参、麦冬、石斛、沙参、石枣子和降胃气的半夏、紫苏子、生姜，解毒散结的瓦楞子、山慈菇、夏枯草、鸡内金、山豆根配伍组成润降之剂，能有效促进纳食进谷。

如治一食管癌患者，女，48 岁，于 2011 年 5 月 9 日以咽食有哽噎 3 个月为主诉就诊。患者 4 个月前因胸骨后不适，咽食有哽噎感，在省医院诊治，病理报告示食管鳞状细胞 2 级，右颈部鳞状细胞癌 1 级。患者放疗 3 次，气短咳嗽，CT 报告示右肺尖放射性肺炎，化疗 2 次，患者放弃西医治疗，求治于中医。

患者诉咽干口涩，吞咽不畅，哽噎感明显，纳食少，以流食为主，困倦乏力，舌红，苔薄白，脉沉细数。辨证为肺胃阴虚，毒瘀交阻，润降失常，治以润降胃气，解毒破结。

处方：西洋参 30g，沙参 25g，麦冬 30g，石斛 30g，山慈菇 30g，石见穿 30g，全蝎 15g，白石英 30g，硇砂 6g，硼砂 6g，川贝母 15g，威灵仙 10g，佛手 15g，瓦楞子 20g，白僵虫 12g，炙甘草 6g，重楼 10g，石枣子 15g，共研细末，服 10 天，日服 3 次，开水送服。

二诊（2011 年 5 月 22 日）：患者咽喉干涩减轻，偶觉吞咽不畅，食欲增强，乏力消失，微觉畏寒，二便正常，舌暗苔薄白，脉沉细数。守法治疗，调整方药：上方去石斛、硇砂、硼砂、重楼，加壁虎 12g，砂仁 10g，取 2 剂共研细，开水冲服 3 次，服 30 天。

三诊后患者咽食梗塞感消失，可正常饮食，之后基本每半个月就诊一次，每次开药服 10 天不等，调治以养阴益气，解毒破结，润降纳食，患者至今（2014 年）一切正常。

食管癌案

冯某，女，56 岁。患者于 2009 年 10 月做食管癌手术后发现肝转移，于 2011 年 11 月行"肝射频术"一次，术后出现胃部胀满。刻下：胃脘部及腹部胀满，饮食可，眠可，小便正常，大便一天 1～2 次，不成形，有排不尽之感，易嗳气，口干涩，舌质红，苔薄白，脉沉细。证属脾虚气滞，肝内结毒，治以健脾理气兼以涤浊，方选异功散、砂半理中汤、千金苇茎汤加减。处方：党参 10g，炒白术 10g，茯苓10g，制半夏 10g，陈皮 10g，砂仁 3g，冬瓜子 30g，生薏苡仁 30g，猪苓 15g，炒麦芽 15g，炒神曲 10g，炙甘草 6g，生姜 3 片，大枣 3 个，8 剂，水煎服。

二诊：患者服上方 8 剂，效不显，症状如前，仍腹胀，偶腹泻，夜间明显，右胁偶痛如扎，耳鸣，舌淡红，苔薄白，脉沉细。考虑脾虚日久，须健脾止泻，兼以疏肝涤浊以解肝内结毒，方选参苓白术散、千金苇茎汤加减，处方：党参 15g，炒白术 10g，炒山药 30g，茯苓 10g，炒神曲 10g，猪苓 15g，冬瓜子 30g，生薏苡仁 30g，鸡内金 6g，炒白扁豆 10g，炙甘草 6g，郁金 10g，苇根 30g，生姜 3 片，大枣3 个，10 剂，水煎服。

三诊：患者服上方 10 剂，症状减轻，续以健脾益气、涤浊解毒之法调理。笔者跟踪此患者在 2013 年 8 月 6 日复诊显示：右侧锁骨上淋巴结肿大，肝右叶实质性占位，左侧多根肋骨陈旧性骨折，两肺条索状阴影，仍有胃脘痞满症状。患者放疗后来诊，坚持按照肝强脾弱之证治疗，以千金苇茎汤合四君子辈，收效显著。

复诊（2014 年 3 月 29 日）：患者消瘦，反复口腔溃疡，生气时胃胀，大便不成形，舌质暗红，苔白腻，脉细。医生以四君子汤、葛根芩连汤、千金苇茎汤加减治疗，定期随访，情况稳定。

按：此病例病程历时7年多，患者即使有肝转移，但正气大虚，处方仍以四君子辈固扶正气，维护脾胃后天之本，少佐以涤浊之法清除体内"蓄毒"，取得了较好的效果。

食管癌的中医治疗

中医称食管癌为噎膈，分为气膈、血膈、痰膈、火膈、食膈等。其病因正如张景岳所说："噎膈一证，必以忧愁思虑，积劳积郁，或酒色过度伤阴，阴伤则精血枯涸，气不行则噎膈病于上，精血枯涸则燥结病于下。"所以本病初起偏于气结，先觉食道梗阻，常随精神抑郁而加重，后逐渐出现血结现象，水饮难入，谷食难入，胸腔时痛，或吐血便血，或吐出物如豆汁，或大便坚如羊粪，津液枯槁已极，形体消瘦，终至水饮点滴不下，胃气告竭。

我们用自制的食道癌再生丸治疗了 10 例食管癌患者，治疗前根据其临床表现分别进行了食道拉网细胞学检查、X 线钡剂造影检查，见黏膜皱襞破坏，充盈缺损，钡剂通过障碍，病理组织活检出癌细胞，从而确诊为食管癌。

食管癌再生丸解郁润燥，健脾化痰，理气散结。药物由制水蛭 6g，鸡血藤 30g，太子参 30g，石见穿 10g，黄连 8g，黄芪 30g，当归 10g，白术 12g，生地黄 30g，北沙参 15g，麦冬 15g，山慈菇 10g，海藻 12g，海带 12g，老木虫 3 个，土鳖虫 10g，铁树 15g，橘叶 30g，八月札 30g，急性子 6g，干蟾皮 12g，丹参 30g，白花蛇舌草 30g，没药 10g，乳香 10g，马钱子 5g，公丁香 9g，木香 9g，生南星 9g（竹刀切细开水先煎 3 小时），苦参 30g，蜣螂 9g，夏枯草 15g，紫草 30g，瓦楞子 30g，壁虎 9g，旋覆花 1g（布包煎），生半夏 10g（竹刀切细开水先煎 3 小时），代赭石 30g，八月札 30g，制青礞石 15g，茯苓 30g，延胡索 12g，瓜蒌 12g，薤白 10g，桃仁 10g，红花 10g，山豆根 8g，玳瑁 36g（他药代）等 56 味药物配制而成。连续治疗 40 天为 1 疗程，可同时适当加服维生素 C、维生素 E 和 B 族维生素。

食管癌常与七情所伤、饮食不节等有关，特别是饮食之际，情志抑郁，怒则伤肝，肝气郁结，气滞血瘀，阻于食道。肝失疏泄，克脾犯胃，脾失健运，痰气交阻食道，加之常食辛香燥热之品或饮酒过多，燥伤津液，咽管干涩，日久瘀热停留，加重食道的气滞血瘀，痰气交阻发展成噎膈。可见食管癌的主要矛盾是气滞血瘀。根据"气行则血行，气滞则血凝"的道理。该方用八月札理气消积、活血散结、解毒润燥；用铁树、老木虫破血软坚，逐瘀化结，祛瘀消积，杀灭癌细胞，此为主药。噎膈发生后，气滞血瘀，痰气交阻，进而影响饮食，患者身体逐渐虚弱，疾病性质也由阳转阴，或阴阳虚实寒热并见，所以用公丁香温胃降逆，止呕祛痛；木香温运肝脾，散肠胃积滞；橘叶温通肝络，和胃理气；延胡索温通肝脾，舒通肺气，行瘀活血而止痛；乳香、没药温心脾，疏肝气止痛；旋覆花温肺胃，消痰降气止呕；半夏温脾胃，化寒痰，降逆止呕；薤白温中通阳，下气散结；制青礞石温五脏而坠痰消食，下气化结，帮助主药八月札理气化痰散结；用没药破血消肿止痛；水蛭、土鳖虫破血逐瘀，散结祛积；红花、桃仁破血行瘀，润燥滑肠；丹参、鸡血藤、紫草理气活血，行瘀止痛；石见穿活血散瘀，降逆化瘀，利湿解毒，清热利尿；急性子破血软结消积，助主药铁树破血软坚，祛痰化结，故为辅药。为防燥热过度，所以将瓜蒌、山慈菇、瓦楞子同用，以清热化痰，生津止渴，润燥滑肠，消肿止痛；更有壁虎、白花蛇舌草、蛞蝓、生南星、干蟾皮、老木虫、玳瑁（他药代）燥湿化痰，清热解毒，泻火散结，消肿化痰止痛；以海带、海藻、夏枯草清肝火，消痰结，散瘿瘤，祛肿痛，为辅药；以山豆根、黄连、马钱子、苦参清热解毒，消肿止痛，燥湿杀虫；麦冬、生地黄清热凉血，养阴生津；北沙参、太子参益气生津养阴；当归、黄芪益气补血，固表消肿，活血润肠；白术、茯苓补脾化湿，宁心利水，以防诸药腻滞，故为佐药；薤白、瓜蒌共引诸药入胸进食道，故又为引药。全方诸药合用，共奏理气散结、破血化瘀、降逆软坚、祛痰化积、解毒消肿、润燥滑肠、增强体质、提高免疫力、杀灭癌细胞之功，以达到治愈或缓解食管癌的目的。

患者在接受食管癌再生丸治疗的同时，用沙参30g，生地黄20g，熟地黄20g，桃仁12g，红花12g，当归10g，甘草6g，丹参30g，茯苓30g，川贝母12g，郁金15g，砂仁壳10g，荷蒂12g，米糠100g（布包煎），每剂药1日煎3次服用，每次用生姜汁 3mL，梨汁 50mL，藕汁 50mL，韭菜汁 20mL，混匀与中药同服，在服此药 2 小时后再服食管癌再生丸。晚期患者不能进饮食，当用此药治疗 5 ～ 8 日后，待病情好转且能吞下食物时再服药。若因长期不饮食，引起肠胃功能衰竭而不思食或怕食者，可用吗丁啉、大剂量多酶片和适量 B 族维生素，以协调胃与十二指肠运动，抑制恶心呕吐，推进肠胃功能，达到思食、进食、促进消化吸收功能之目的。

治疗的 10 例食管癌患者，疗效评定标准参照卫生部（现卫健委）颁布的《中国常见恶性肿瘤诊治规范》疗效标准分为完全缓解、部分缓解、无效。结果显示治疗 1 ～ 4 疗程完全缓解者 5 例，部分缓解者 4 例，无效者 1 例。

大肠癌

大肠癌包括结肠癌与直肠癌，是常见的消化道恶性肿瘤。

病因

1. 环境与饮食：大肠癌具有明显的地理分布性，病因尚未明确，如甘孜州及藏族聚居区肠癌患者较多。大肠癌的发生还与饮食有关，如素食高脂肪食品及生食品者，大肠癌发病率较常人高。高脂肪饮食，特别是含有饱和脂肪酸的饮食，食后会使肠内的胆酸、胆固醇增加，在肠道细菌的作用下，两者的代谢产物可能会成为大肠癌的致病物质，所以多食蔬菜可减少大肠癌的发病机会。

2. 大肠腺癌已经在临床和组织病理学中得到证实，结肠腺瘤可恶变，结肠腺瘤特别是乳头状肿瘤（亦称绒毛状腺瘤）发生率高。多发性结肠息肉综合征中，结肠癌的发病率更高。

3. 慢性大肠炎症、慢性非特异性溃疡性结肠炎的大肠癌发生率比正常人群高，血吸虫肠病、包囊虫病、慢性细菌性痢疾、慢性阿米巴肠病等，可能通过肉芽肿、炎性或假性息肉阶段而发生癌变。

4.其他因素：亚硝胺类化合物中的致癌物不仅是人类发生食管癌及胃癌的重要病因，也可能是大肠癌的致病因素之一。放射线损害也可能是致病因素，在临床中，宫颈癌放射治疗后结肠癌的发病率比正常人群高。

病理

大肠癌绝大部分为单个癌肿，少数病例同时或先后有一个以上的癌肿发生。大肠癌的大体形态：①隆起型。癌肿个体大，质软，又称髓样癌，癌肿的主体向肠腔内突出，呈结节状、息肉状或菜花状样隆起，边界清楚，有的有蒂，好发于结肠任何部位，但多发于右半结肠，特别是盲肠。②溃疡型。癌体一般较小，早期形成溃疡，溃疡底可深达肌层，穿透肠壁侵入邻近器官和组织，好发于远段结肠与直肠。③浸润型。肿瘤向肠壁各层弥漫浸润，伴纤维组织增生，肠壁厚形成环形状狭窄，易引起肠梗阻，好发于直肠、乙状结肠及降结肠。④胶样型。癌体较大易溃烂，外观及切面均呈半透明胶冻状，好发于右侧结肠及直肠。四种类型中以隆起型为多见，胶样型较少见。

临床表现

早期大肠癌多无症状，随着癌肿的增大与继发病的发生才出现症状。主要症状：①排便习惯与粪便性状改变。常有腹泻，粪便呈糊状或黏液便，或有便秘，腹泻与便秘交替，常有便血或痢疾样脓血便，里急后重，粪便形状变细。②腹痛。由于癌肿糜烂，继发感染可致肠痉挛，或继发性梗阻，或晚期有腹膜后转移，浸润腰骶神经丛时常有腰骶尾部持续性疼痛。③腹部肿块。大肠癌腹部肿块以右腹部多见，肿块质硬。④全身症状。有贫血、消瘦、发热、黄疸、腹水及恶病质等。结肠癌患者首发症状以腹痛最为多见，而直肠癌患者的首发症状以便血多见。

由于癌肿部位不同，临床表现有所不同

1. 右侧结肠癌：右侧结肠腔径较大，以吸收功能为主，肠腔内粪汁稀薄，故右侧结肠癌时，可有腹泻、便秘或腹泻与便秘交替、腹胀、腹部压痛、腹部肿块及进行性贫血，在晚期可有穿孔、局限性脓肿等并发症。

2. 左侧结肠癌：由于左侧结肠腔不如右侧结肠腔宽大，乙状结肠腔狭小且与直肠形成锐角，且粪便在左侧结肠已形成，因此患左侧结肠癌时容易发生慢性进行性肠梗阻。患者

大多有顽固性便秘，也可见排便次数增多，由于肠梗阻大多在乙状结肠下段，故呕吐较轻，而腹胀、腹痛、肠鸣及肠型明显。癌肿破溃时可使粪块外面染有鲜血黏液，甚至排出脓液。梗阻近端肠管可因持久的显著膨胀、缺血和缺氧而形成溃疡，甚至引起穿孔。此外尚可发生消化道大量出血及腹腔内脓肿形成。

3. 直肠癌：主要表现为大便次数增多，粪便变细，带黏血，伴有里急后重或排便不净感。当癌肿蔓延至直肠周围而侵犯骶丛神经时，可出现剧痛。如癌肿累及前列腺或膀胱，则可出现尿频、尿急、尿痛、排尿不畅和血尿等症状，并可形成通向膀胱或女性内生殖器的瘘管。

4. 肛管癌：主要症状表现为便血及疼痛，疼痛于排便时加剧。当癌肿侵犯肛门括约肌时，可有大便失禁。肛管癌可转移至腹腔股沟淋巴结，后者肿大而坚硬。

防治

积极防治癌前期病变，如大力防治包囊虫、血吸虫和痢疾，根治结肠及直肠腺瘤和息肉病。对家族性结肠息肉病病例，做部分或全部结肠切除术。早期直肠、结肠癌的最有效治疗方法是服中药。

大肠癌临证常用方

理气行滞，活血祛痰，化瘀散结，软坚消肿

方药组成：鸡窝草60g，三棱、莪术各20g，薏苡仁30g，桃仁、白芥子各12g，丹参15g，重楼10g，文蛤10g，无花果、苦荞头、黄芪各50g，败酱草30g。

偏虚寒者加肉桂、炮姜、附片、鹿角胶。

偏气虚者加黄芪、佛掌参、党参、白术、红参、西洋参。

偏血虚者加熟地黄、当归、阿胶、雪莲花。

偏痰湿重者加半夏、茯苓、苦参、土茯苓、苍术、海浮石。

偏血瘀者加水蛭、土鳖虫、茜草、石刷把。

痰结坚硬者加全蝎、蚂蚁、蜈蚣、壁虎、五灵脂。

偏气郁者加香附、郁金、橘核仁、木香或沉香。

偏郁热者加牡丹皮、黄柏、大黄、墨旱莲。

偏痛重者加延胡索、醋炒川楝子、乳香、没药。

偏肾虚加杜仲、枸杞、巴戟天、锁阳、肉苁蓉。

偏阳虚者加鹿茸、紫河车、冬虫夏草、牦牛鞭。

偏热有炎性出血者加仙鹤草、墨旱莲、蒲公英、玄参、金银花炭、野棉花枝、十灰散、千里光。

外用方药保留灌肠法

灌肠一号方：白矾 10g，仙鹤草 30g，核桃青果 10g，雄黄 6g，半枝莲、铧头草各 25g，乌梅炭、地榆炭各 20g，猪胆汁 10g。水煎，每两日一剂，每次 150～200g，日两次肛门灌注。

外二号方：紫草、黄柏、黄芩各 20g，黄连、苦参各 15g，冰片 6g，乳香、没药、重楼、穿山甲各 10g，开口剑、瓦楞子各 12g，石斛 15g。水煎，每日两次肛门灌注，每次可用 150～300g。

外三号方：麝香 0.5g，枯矾 10g，雄黄、冰片各 6g，硼砂、青黛各 6g，重楼、茵陈、百部、黄柏各 15g，水蛭 6g，蓖麻油、猪胆汁各 10g，文蛤 6g，白及 15g。水煎 500g，分两次肛门灌肠，日两次。

选择病例详细询问病史，做全面检查并记录。对于大肠癌早期手术患者，联合中药治疗效果最佳，能提高生存率。对于晚期患者，全身情况差，已不能耐受放化疗的打击，急需一种无毒副作用的药解除或缓解他们的痛苦，上三方肛门灌药具有清热解毒、软坚化腐、收敛生肌、软坚解毒、止痛止血的功能，能抑制肿瘤组织的生长，使肿瘤组织退化脱落，改善局部症状。

　　由于农村基层医疗条件差，我临床观察的例数尚少，故尚需进一步观察。

大肠癌以通为顺破毒结

大肠癌包括结肠癌和直肠癌，多在脾虚肠滞、运化不及、传导不利的情况下湿热下聚，邪酿为毒，痰毒瘀胶结而发病。本病早期毒瘀凝结肠络，临床症状不明显，随着癌肿的增大，络脉病及气，大肠传导受阻，则见排便延时，腹痛、腹胀，腹内结块，且癌肿肆虐耗气伤血，损伤正气，患者消瘦明显。本病处于以正气亏虚为本、癌肿结实为标的证候状态，治疗仍当以补虚扶正与解毒破结通腑相结合，标本兼治，在补虚扶正之中恒补脾气，变在养血与滋阴。继发贫血者多补血，津亏便秘者则养阴。在解毒破结之中，尤要通腑破毒结。"腑以通为顺"，此与治食管癌注重胃的润降不同，以润为降可纳谷，而大肠癌则要时时关注腑气的通降，腑气通畅则标志痰湿毒瘀凝聚肠道尚未结实，所以当患者确诊为大肠癌之后，不论有无腹痛、大便畅通与否，皆重用鸡窝草80～120g，枳实30～40g，与三棱、莪术、卷柏破结导滞通腑气，用山慈菇、瓦楞子、贝母、半枝莲、黄芪、红豆杉、蜈蚣解毒化瘀破结滞以补气。

如治一结肠癌术后腹腔转移患者。祝某，女，62岁，2003年2月5日初诊。患者结肠癌术后6个月，以"腹痛，大便细、量少2个月"为主诉就诊。患者半年前因右腹及脐周疼痛，排便不畅，有血便，消瘦，在成都某三甲医院诊断为右半结肠腺癌，腹腔转移；继发性贫血；不完全性肠梗阻。行手术切除，术后便稀，排便通畅。近2个月腹痛明显，以脐周为主，严重时痛及全腹，大便细小而稀，排便不通畅，口干乏力，不思饮食，面色少华，舌淡红，舌薄黄，脉沉细数。辨证为毒瘀结聚肠道，脾虚湿滞血亏，气血两虚。

处方：鸡窝草60g，红参12g，白术、黄精、三棱、莪术、急性子各15g，枳实30g，贝母、山慈菇、白首乌各20g，木香、肉豆蔻、香附各10g，白芍30g，谷芽、麦芽各10g。水煎服，12剂，早、中、晚服，每剂服2天半。

二诊（2003年3月20日）：患者精神好转，大便较前通畅，基本成形，食欲增加，但仍有隐隐腹痛，舌淡苔白，脉细弦。上方去黄芪、三棱、半枝莲、肉豆蔻，加小茴香、吴茱萸、败酱草各10g，乌药15g，石斛12g，蜈蚣2条，附片10g，温通止痛，煎服6剂后休息3天，再煎6剂。

三诊（2003年4月16日）：患者腹痛消失，排便通畅，欲食正常。

患者此后至2009年不间断行中医治疗，以益气健脾、滋阴补肾、解毒化瘀、通腑破结之法治疗，至今病情稳定。

大肠癌缓疏缓通治验

　　一位七旬老妇，患直肠癌错过手术时机，又患糖尿病，便血，粪便呈团状，带脓色暗；小腹时痛，疲乏；左侧头身时痛麻，食少不欲饮，小便利；舌淡暗有齿痕，苔白腻满布舌面，左脉弦紧（态势之紧），右脉沉细缓（次数之缓）。

　　此证属本虚标实。本虚者，年老加之患消耗性疾病多年，阴阳气血俱虚；标实者，气机不畅，气化不利，湿浊阻血凝于三焦，尤其是下焦肠膜结滞更甚，久之瘀结腐烂而便血。大肠黏膜腐烂，故便血呈团状，带脓色暗；邪阻少阳，枢机不利，气机左右升降失衡，故左半侧头身时痛麻；舌脉亦是正虚邪阻之象。

　　治此证，如本着正虚而大温大滋，则邪结愈固而正必不复；如冲着癌肿而猛活猛破，则有腐结溃裂大出血以至亡血而脱，或正气更伤而邪结不减之虞。而白花蛇舌草、半枝莲等清解活化之品因其寒凝伤阴，更非本证所宜。故治疗本证，非缓疏缓通、宣利气机、畅达膜原、舒化三焦、化腐排浊、活血止血又须兼养正气不可。

　　组方：柴胡 8g，法半夏 12g，黄芩 9g，炒杏仁 9g（捣），白蔻仁 10g（捣），炒薏苡仁 15g（捣），滑石 12g（包煎），荆芥穗炭 12g，三七粉 9g（冲服），益母草 12g，焦三仙各 10g，灶心土 45g（包煎），黄连 9g，生黄芪 30g，炒白术 10g，炒白芍 12g，炙甘草 5g。水煎服，日 1 剂。

本方柴夏芩、三仁、滑石疏利少阳，开达膜原，舒通三焦，通阳化气，祛腐排浊，且滑石敛护受损肠膜而生肌；荆芥穗炭、三七、益母草入病灶活血止血，活而不烈，止而不瘀；焦三仙畅气机，运脾胃，化腐浊；生黄芪、炒白术、炒白芍、炙甘草益气血，养正气，又生芪、白术利湿（使补而不滞），白芍止痛，甘草调和；尤其一味灶心土（量大）温运胃肠，护膜止血，一味黄连（剂小）厚肠胃，一热一寒，一大一小，温而不燥，辛化苦泄，自以为点睛之用。

此方乃由小柴胡汤、黄土汤、三仁汤合而化裁加减而来，疏通兼顾养正，整体与局部结合，用药将近 20 味，为笔者处方中少有的大方。至于是否为堆砌博杂无核之剂，各位同仁可见仁见智，各抒己见。

患者服 5 剂后复诊，诉便血减，疲乏减，精神好转，饮食增，头身痛麻基本消失，左脉弦紧之态略缓和，舌象变化不大。证明方证对路，便守方继进。据以往治疗经验，如患者坚守，且不出其他意外的话，达到改善病情证候、提高生活质量、减缓病程发展、延长生存时间的目的，是完全可能的。

笔者举此案，为明治癌不一定要新奇立异之治法方药，并不一定要用孟浪攻破之品，而须根据正邪盛衰情况，在时时刻刻保护正气（特别是胃气免受损伤）的基础上，帮助患者与癌共存，改善症状，提高生存质量，延长生命，这才是治癌的首要目标。这一步达到了，方可有消磨癌肿使之逐渐缩小甚而消失之为。至于治疗之初即以虎狼之品伐正，使癌未减而人已衰败，万万要不得。

一片苦心，愿获纠偏之寸效。

治上消化道肿瘤经验

注重扶正与祛邪微观变化，强调顾护脾胃正气

李中梓《医宗必读》曰："积之成也，正气不足而后邪气踞之。"正气虚贯穿肿瘤病程始终，正气不足，免疫功能失调，细胞增殖凋亡异常，才会导致肿瘤的发生。而中医学认为脾胃为后天之本、气血生化之源，脾旺则不受邪。

人体正气的强弱虽在一定程度上取决于先天，但后天水谷精微的滋养也是生命活动的重要保证，是人体正气之原动力。所以脾胃功能之强弱，决定着人体正气的盛衰和抵御疾病的能力。只有改善脾胃功能，才能使机体的营养状况从根本上得到改善，从而保证正常的免疫功能发挥抗癌作用。

顾护脾胃正气必须贯穿上消化道肿瘤的治疗始末。同时，在治疗过程中需把握好正邪的微观变化。

该病的原理性质为本虚标实，虚实夹杂，初期邪盛而正虚不显，治疗以祛邪为主，以通为用；中期邪盛正伤，邪气损伤人体气血津液，邪愈盛而正愈虚，病势日渐加重，此时需扶正与祛邪并重；后期正虚邪盛，需以扶正为主，兼治其标。

巧用虫药，以虫消瘤

在上消化道肿瘤的治疗中用虫药亦不例外，有不少人认为肿瘤治疗就应以毒攻毒，只要是肿瘤，就会堆砌大量寒凉性的抗肿瘤药、虫类药以毒攻毒。也有医家认为虫类药素来有毒，肿瘤患者体虚正弱，难以承受虫类药之攻逐。其实不然，这些都是对虫类药应用的偏见。

我认为虫类药乃血肉有情之品，性喜攻逐走窜，通达经络搜剔疏利，无所不至；另一方面虫类药又系高蛋白之品，可扶助正气而调节免疫功能，故其效用佳良而可靠，能起到力挽狂澜之功。

如补益培本之冬虫夏草等；攻坚破积之壁虎、蜈蚣、蛴螬虫等；活血化瘀之水蛭、鼠妇、土鳖虫等；行气活血之九香虫等；搜风解毒之地龙等；收敛生肌之五倍子等；利水通淋之蝼蛄、蟋蟀等都是治疗上消化道肿瘤的常用之药。只要辨证准确，临床配伍得当，即可取得良效，此非草木、矿石之类所能比拟的。

治疗中的服药特色

在使用中药治疗上消化道肿瘤时的服药方法也有别于其他肿瘤。初始手术后或进食梗阻者，无论是因为肿瘤压迫梗阻还是术后瘢痕萎缩导致进食困难者，前 3 个月多以汤剂、散剂为主，每次 5 ～ 15mL，含服慢饮，每日数次，一剂中药可根据患者情况服 1 ～ 3 天，待能进半流食物后逐渐加量，约 1 个月或可达到每日一剂，待半年后视患者体质恢复的程度、肿瘤控制的进度、肿瘤标志物下降的速度来决定递减中药。由每日一剂减至一剂药服一周以巩固之。一般以服 3 ～ 5 年以上为妥。

如常用之壁虎（又名守宫），研究显示其对食管癌、胃癌等具有较好的疗效，然而于大队汤剂之中，常规剂量则显病重药轻，超剂量又畏其毒性致害，口腔距食道、贲门都很近，将壁虎研极细末，用蜂蜜调之，用蜜丸之意，缓缓含化。一则可使药力直达病灶，就近祛邪，而不伤无过之地；二则用蜜调之可缓和壁虎峻烈之性；三则可使药物黏附于病灶局部，充分发挥药力。

临床上，上消化肿瘤晚期患者，一般都以进食困难为主症，故在临床中笔者多采用中药保留灌肠方法，每日 2 次，每次 100 ～ 200mL，点滴半小时，一般患者都能保持 1 ～ 2 小时甚至半天。经过 1 ～ 2 周治疗后，大多病情都能缓解，特别是肠梗阻的患者效果更为明显。

当晚期患者发生大量胸腹水，口服一般中药不太显效时，则用经验方"消胀注水散"装在药布袋里，将麝香少许放入神阙穴，药包覆盖其上，再加湿热毛巾加热，20 分钟后麝香带着药力由肚脐传入，患者会感到肠鸣辘辘，10 分钟后取下药包及麝香，排尿会增多。坚持1日2次外敷，患者尿量渐增，腹水减退。

此外，肝转移疼痛剧烈者服用吗啡类镇痛药，易见恶心、呕吐、便秘之弊，笔者自拟了消缓痛散醋调外敷，盖保鲜膜后外加盖热毛巾使药力渗透于内，1日2次，镇痛效果明显。

总之，在长期的医疗实践中，用虫类药治疗各种疑难重症为对肿瘤的治疗积累了丰富的经验，尤其对上消化道肿瘤疗效显著。笔者在此总结治疗上消化道肿瘤的学术思想、辨证要点、思维模式、治疗经验等，希望能找出一套安全有效的治疗上消化道肿瘤的临床诊疗规律和方法，以期在临床得以推广，为中医药获得国际医学界认可提供有力的循证依据。

益金滋水、补气养精治肺癌验案

肺为五脏之华盖、水之上源，其宣发、肃降功能关系着体内气、血、水的代谢输布，以及痰、湿、饮、浊等病理产物的形成。在代谢综合征患者中，无论是肺癌、糖尿病、高血压、腹型肥胖，还是血脂异常者，询其发病过程多有长期气机怨滞、郁滞不畅之病史。其中主要的是气郁、血郁、痰郁、食郁、湿郁、火郁。《素问·六微旨大论》云："出入废则神机化灭，升降息则气立孤矣。"可见气机升降出入、周流畅达的重要性。清代王孟英说："缘人身气贵流行，百病皆由怨滞。"又说："身中之气有怨有不怨也，怨则邪留著而为病，不怨则气默运而潜消。"笔者将60余年益金滋水、补气养精治肺癌的经验总结如下，以飨同道。

益金滋水，补气养精，解毒散结法治晚期肺癌

肿瘤的形成是机体邪正斗争相互消长的一个长期过程，其发病大多与久病虚损、邪毒痰瘀凝结成癌等一系列病理改变相关。"虚者补之""损者益之"是益金滋水的立论法则。精气是构成人体的基本物质，肾中精气是机体生命活动

之本。肾的阴虚或阳虚，实质上都是肾中精气不足的外在表现形式。中晚期肺癌患者禀赋薄弱，脏腑失调，虚久不复，"久病及肾"，肾中精气耗损，阴阳失调。况且肺癌患者以老年人多见，随着化疗在治癌中的应用越来越广泛，化疗后的患者常出现神疲乏力、腰膝酸软、头晕耳鸣、记忆力下降等精气两亏证候。这些重要因素构成了益金滋水、补气养精、散毒散结法治疗肺癌的理论和临床基础。因而调补肾中精气，"阴中求阳，阳中求阴"是治疗中晚期肺癌的法宝。痰浊凝聚，邪毒内结是肿瘤病机之一。"痰为气所激而上，气为痰所膈而滞，痰与气搏而不能流通"，肿瘤因聚结成块，坚如木石，中医治疗原则为"坚者消之，结者散之"，对于肺癌这一特殊疾病，"瘤毒"不仅是决定发生发展的重要因素，还是决定其治法、用药和疗效的根本，故解毒散结当成为治疗中晚期肺癌的另一项重要法则。

典型病例

曾某，男，65 岁，2008 年 7 月 2 日初诊。患者 2006 年 8 月因咳嗽发热至四川省人民医院摄胸片示左侧胸腔积液，予行胸腔穿刺，抽出蛋黄色胸腔积液约 350mL，胸腔积液内有异型细胞。2007 年 1 月，患者至华西医院诊治，摄胸片示右肺门影增大，诊为肺癌，右侧胸部有少量胸腔积液。2007 年 3 月于医院再行穿刺，在胸腔积液内找到腺癌细胞。患者于 2007 年 5 月至 2008 年 6 月间化疗 7 次。此次为寻求中医治疗，来找余诊。刻诊：面色少华，咳嗽阵作，胸胀闷，腰膝酸软，疲乏无力，动则汗出，微恶寒纳差，二便可，舌质淡暗，苔薄白腻，脉沉细。

西医诊断：支气管肺癌，左肺腺癌，肺门淋巴结转移，右胸膜转移，右侧胸腔积液。

治则：益金滋水，解毒散结。

处方：红参 10g，杏仁 12g，桃仁 12g，芦根 30g，鱼腥草 30g，黄芪 30g，葶苈子 20g，桂枝 9g，瓜蒌壳 15g，鸡内金、麦芽各 20g，川贝母 10g，砂仁 10g，礞石 12g，枸杞子 20g，灵芝菌 20g，大肺筋草 20g，败酱草 30g。水煎服，两日一剂，4 小时服 1 次。

复诊（2008 年 8 月 10 日）：患者咳嗽消失，食增，精神好，胸不闷。续服上方去桂枝、礞石、芦根、败酱草，加紫河车 30g，壁虎 30g，蛤蚧 2 对，雪莲花 15g，麦冬 30g，诸药研细，以蜜为丸，每次 10g，日服 2 次。

后随访，患者治疗至 2012 年，存活至今。

按：本例患者确诊时已发现有胸膜、肺门淋巴结转移，且是腺癌，故机体防御能力差，极易发生远处转移，但经上方治疗后病情稳定至今。故预防肿瘤复发转移，不可滥用大量抗癌中药，否则损伤精气，致阴阳失衡，更易发生转移。扶正既可以祛邪，而适度的抗癌又可帮助精气的恢复，调整阴阳平衡，调和脏腑，补益气血，增强机体免疫力。

益气健脾、养精解毒法治疗肺癌

"形不足者，温之以气；精不足者，补之以味"，此为益气健脾养精法治疗肺癌晚期的直接理论依据。脾为后天之本，是气血生化之源。放、化疗期间肺癌患者可伴随生理功能的损伤，其发生不良反应的主要病机是精气亏损，脾胃失调。人体得不到水谷充养致正气不能抗邪，邪气弥漫，流窜经络，形成远处转移；同时患者后天乏源，气少精亏，体重下降，症状更加明显，病情加速恶化，即李东垣在《脾胃论·脾胃盛衰论》中所说："百病皆由脾胃衰而生也。"因而调理脾胃功能、益气健脾养精、解毒散结在治疗肺癌晚期中尤为重要，并佐以补肾解毒。

典型病例

邓某，女，44岁，阿坝州小金县日尔村人，2012年5月22日初诊。患者2010年8月在当地医院诊得左下肺占位、肺癌、肝肿块，遂转送四川省医院治疗，因左肺腺癌（TBB活检病理证实）、两肺多发转移，胸外科行IVP方案化疗6个疗程，复查胸部CT示：两肺弥散性小结节灶，转移肝脏。此次患者乏力，感病情严重，遂来寻求中医治疗。

刻诊：咳嗽痰多，伴有气急胸闷，乏力倦怠，精神不振，少气难言，纳谷不佳，胃脘少痞胀，脉弦滑，苔薄白腻，质淡红。

西医诊断：支气管肺癌晚期（中央型，左肺腺癌），两肺转移肝癌。

治则：益气健脾，化痰解毒，佐以理气畅中和胃，滋水养金。

处方：红参 12g，浙贝母 15g，牡蛎、白术、茯苓各 15g，杏仁、桃仁各 12g，壁虎、薏苡仁各 15g，海浮石、旋覆花各 12g，石见穿 20g，黄芪、黄精各 30g，灵芝、鸡内金各 15g，谷芽、麦芽各 15g，重楼 10g，北豆根 10g，地龙 15g。两日 1 剂，水煎服。

患者连服 1 个月，症状改善，继服原方加三七 10g，枸杞子 20g，葶苈子 15g，鹿角粉 6g。至 2012 年 9 月 2 日，患者基本 3 个月左右来诊一次。

复诊（2013 年 1 月 15 日）：患者诉精神好，纳食增进有味，感腰膝酸软，肝区时有压痛，咳嗽有痰，口干少饮，舌质淡，苔少黄腻，弦脉小滑。

辨证：肺脾两虚，癌毒内结，滋水涵木，佐以清火泻毒。

处方：白人参、白术各 30g，鳖甲 50g，水蛭 30g，壁虎 30g，蛤蚧 3 对，川贝母 50g，地龙 40g，紫花地丁 80g，玄参 30g，朴硝 20g，黄芪 50g，灵芝 30g，紫河车 30g，石见穿 30g，沙参 30g，薏苡仁 50g。共研细，蜂蜜为丸服25 天。

按：患者初诊来时明显乏力，食欲减退，舌红质淡，苔薄白腻，脉弦滑。脾乃后天之本，主运化，脾运健旺，则气血生化有源，精微四布，湿痰不生。患者因化疗后及疾病本身的痰毒胶结导致脾失健运，肝气郁结，水谷精微不能分布，肢体失养，故乏力倦怠。脾失运化，消化吸收迟滞，故纳谷不香。脾为生痰之源，肺为储痰之器，脾气亏损，水湿不运，聚湿成痰，肺失清肃亦可聚湿成痰，肝郁气滞，致肺气上逆，故咳嗽咳痰。气血不荣则舌质淡，湿痰中阻则苔白腻。四诊合参即可辨为肺脾气虚，兼肾精亏损，肝郁气滞，予以上方治疗，患者症状改善，病情平稳至今。后随访，患者身体健康，能做家务劳动。

养精益气、化痰散结排毒法
治疗肺癌转移

在各种恶性肿瘤中，肺癌患者最易发生脑转移。肺癌脑转移的症状及体征可呈多样化，其中最常见的表现为酷似"中风"的神经系统症状，出现剧烈头痛、呕吐等，或表现为癫痫发作。我在临床上用大黄䗪虫丸和补阳还五汤为主加减治疗肺癌脑转移，疗效颇佳。

处方：黄芪、当归、川芎、地龙、酒制大黄、土鳖虫、水蛭、桃仁、杏仁、黄芩、生地黄、白芍、全蝎、川贝母、红参。

功能：补气活血，化瘀通络。本方是将补气、活血破瘀、通经消癥瘕、排毒散结结合运用的典范。

典型病例

朱某，男，52 岁，1999 年 4 月 28 日初诊。患者 1998 年 9 月 6 日于成都某专科医院行肺癌上肺叶切除术，术后病理示腺癌。患者术后化疗 5 次，1999 年 4 月 8 日复查头颅 CT 示：右顶叶 0.8cm×1.2cm 转移灶，定于 1999 年 4 月

15 日行 γ 刀治疗，但患者恐惧，不愿手术。刻诊：患者右侧头痛，头晕，恶心，左上肢功能明显受限，时有抽搐，畏寒怕冷，羸瘦，肌肤甲错，夜尿频，大便不实，舌淡暗，苔白，脉细。

西医诊断：原发性左肺上叶腺癌，左上肺叶切除术后，肺癌脑转移。

辨证：气虚毒瘀内停，肾精亏损。

治则：止痛利窍，益气化瘀，通经软坚，养精排毒。

处方：黄芪 60g，当归 12g，地龙 30g，川芎 15g，丹参 20g，全蝎 15g，夏枯草 60g，牡蛎 30g，水蛭 15g，土鳖虫 10g，川贝母 15g，桃仁、杏仁各 15g，补骨脂 15g，菟丝子 30g，乳香 12g（去油），没药 12g（去油），白扁豆 30g，盘羊角 25g，三七 20g，山茱萸 20g，鳖甲 35g，桔梗 10g，红参 25g，大黄 15g，天麻 30g。共研细，蜂蜜兑开水冲服，每次 8g，日服 3 次，5 剂。

复诊：患者肢体功能好转，头晕、头痛偶作，未见抽搐，舌淡红，苔少，脉弦细。治以养气养精、化瘀通络、软坚散结、扶正祛邪并举。遂继服上药化裁，增加解毒消肿抗癌中药，去补骨脂、菟丝子、白扁豆，加重楼 15g，蜈蚣 10 条，麻黄 12g，三棱、莪术各 15g，肉苁蓉、锁阳各 15g，共研细，开水冲服，每次服 10g，日服 2 次，连服 6 剂。

按：方中重用黄芪、红参大补肺气，使气推动血液运行；三七、丹参、水蛭、土鳖虫、地龙、桃仁化瘀而不伤正，并助诸药之力；天麻、盘羊角鼓舞血液运行，息头风；三棱、莪术、乳香、没药加以消癥瘕；重楼、夏枯草、麻黄、牡蛎、川贝母解肺痰，散毒结；全蝎、蜈蚣能息风止痛，解毒散结，通络止痛（虫类搜剔，性善走窜，擅通经络，止疼痛）；山茱萸、补骨脂、肉苁蓉、锁阳补骨藏精；此桔梗之用，取其载药上行，开肺气，以达上焦华盖之灶。中医历来认为肾主藏精，精生髓，精髓居于骨中，上充于脑，以维持正常的生理活动，所以有"脑为髓海""诸髓者皆属于脑""肾主骨生髓通于脑"之说，所以滋补肾阴或温补肾阳，用上方而收效宏之妙。

肺癌化痰祛痰的作用机制与运用

肃肺化痰软坚

肺为娇脏，为贮痰之器。化肺痰可使肺气得以肃降，软坚使肿块得以消（散），此法还有泻火泄热作用。

用药：夏枯草、生牡蛎、海藻、昆布、瓜蒌、山慈菇、鱼腥草、葶苈子、天葵子、白芥子、胆南星、半夏、玄参、干蟾皮、大肺筋草等。

【气逆痰阻型】

症状：咳嗽痰多，胸闷气促，喘息不得卧，纳呆口黏，舌质暗淡，苔白或淡黄而厚腻。

治法：降气化痰，利水渗湿。

处方：苏子降气汤加味。

用药：姜半夏、厚朴、葶苈子、杏仁、薏苡仁、鱼腥草、炙苏子、前胡、半枝莲、猪苓、川贝母。

【脾虚痰湿型】

症状：咳嗽痰多，胸闷气短，纳少腹胀，神疲乏力，身体浮肿，大便溏薄，舌淡胖有齿印，脉濡缓或濡滑。

治法：益气化痰，健脾祛湿。

处方：六君子汤合导痰汤合温胆汤加减。

用药：党参、白术、陈皮、半夏、茯苓、山药、泽泻、薏苡仁、白花蛇舌草、胆南星、马兜铃、夏枯草、川贝母。

【肺虚痰热型】

症状：咳嗽少痰，胸痛不适，痰中带血，心悸气短，发热或五心烦热，口渴尿赤，便秘或便溏泄泻，舌苔黄腻，脉数。

治法：清热化痰，润肺止咳。

处方：百合固金汤加减合犀角地黄汤。

用药：桑白皮、瓜蒌皮、杏仁、浙贝母、桔梗、黄芩、鱼腥草、野荞麦根、葶苈子、山豆根、山慈菇、蜂房、百合、天冬、玄参、生地黄、水牛角。

目前发现有的化痰软坚药还有泻火泄热的作用，正是通过此药达到抗癌的目的。如马兜铃，马兜铃酸具有抗癌、增强吞噬细胞活性的作用。桑白皮对肺癌细胞有抑制作用。

活血破瘀散结

"肺朝百脉"，毒邪侵肺，气机失调，气滞而致血瘀，血瘀阻肺。

症状：面色暗，唇甲、舌质紫暗或有瘀斑，颈部及胸部前壁青筋暴露，舌下静脉粗大怒张，伴粟粒状增生，胸痛有定处，咳嗽、咳痰为轻或兼有血痰，胸闷气憋，脉细涩或弦细。

治法：活血破瘀散结。

处方：血府逐瘀汤、复元活血汤加减。

用药：当归、郁金、赤芍、丹参、三棱、莪术、王不留行、蜂房、土鳖虫、乳香、没药、桃仁、八月札。

由于肺癌血瘀症常见，根据不同的临床表现，活血破瘀散结的药物选用也有侧重，血瘀气滞者用川芎、延胡索、郁金、八月札、刘寄奴、沉香；血瘀兼血虚者选用当归、赤芍、鸡血藤、丹参、三七；肿块坚硬者用破气祛瘀的三棱、莪术、桃仁、山楂、红毛七、水蛭；血痰、胸痛者选用乳香、没药、延胡索、制马钱子；血瘀伴有血痰者则在应用活血药时酌情应用凉血止血药，如牡丹皮炭、侧柏叶炭、白及、藕节、三七、白茅根、仙鹤草。

现代研究表明，恶性肿瘤时常伴有微循环障碍，血液黏稠度升高，凝血功能亢进和纤溶酶原活性降低。活血化瘀药抗肿瘤的主要机制如下：①对肿瘤细胞的抑杀作用，如莪术、三棱、当归、川芎、红花、赤芍、水蛭等，可对抗肿瘤细胞引起的血小板聚集及瘤栓的形成，减少血栓对肿瘤细胞的保护，有利于免疫系统对肿瘤细胞的消除。②降低血小板聚集，降低纤维蛋白含量，增加纤维蛋白溶解，增加血流量，改善微循环及高黏、高凝状态，使癌细胞处于抗癌药及机体免疫功能控制下以提高疗效，如丹参、川芎、红花、莪术、当归、卷柏、老龙皮等，有使微循环血液流速明显加快、毛细血管开放明显增多的作用；丹参、毛冬青、昆布、核桃根、野桃树根、野棉花根也有抗凝作用；虎杖、夜交藤、鸡血藤、红景天也具有抗凝和抗纤维蛋白的作用。③提高免疫功能，直接抑制杀灭癌细胞，如红参、三七、麝香。

在运用活血化瘀药物治疗肿瘤时，注意配用化痰软坚散结药和清热解毒药，如川贝母、玄参、重楼、苦荞头、白花蛇舌草、夏枯草、海螺、蒲公英、鱼腥草、紫花地丁、山慈菇、半夏；配用滋阴凉血药，如仙鹤草、白及、地骨皮等；配用养阴生津药，如沙参、天冬、麦冬、石枣子、杏仁、百合；此外，清热凉血药多苦寒，容易影响脾胃运化，可加黄芪、砂仁、紫苏梗、蜡梅花、山药、佛手等。

治疗肺癌临床经验随笔

肺癌古称"肺积""息贲"，由于肺癌的生物学行为差异很大，可分为小细胞肺癌和非小细胞肺癌，二者的恶性程度、发展趋势及治疗方法、预后等均有较大差异，故治疗时多采用中西医结合治疗。

小细胞肺癌：具有高度恶性的生物学特征，易发生广泛的远处转移，在局限期应先做化疗和放疗，对效果良好的病例可选用手术，然后行中医治疗。

非小细胞肺癌：应首先考虑行手术，根据情况再行其他治疗。

辨证施治立方

笔者治以益气养阴、清热解毒、化瘀散结之法。

处方：白花蛇舌草 50g，重楼 12g，半枝莲 50g，藤梨根 50g，败酱草 30g，莪术 15g，牡蛎 35g，岩白菜 50g，石枣子 35g，川贝母 12g，地龙 15g，壁虎 20g。

临床中可分为五种证型加减用药。

【肺气不足型】

治法：健脾益气生精（金）。

用药：黄芪、党参（红参、太子参）、白术、茯苓、陈皮、法半夏、杏仁、桔梗、皂角米、灵芝、枸杞子、冬虫夏草、砂仁。

【阴虚型】

治法：滋补润肺。

用药：沙参、生地黄、玄参、天冬、麦冬、百合、鳖甲、地骨皮、川贝母或浙贝母、桑白皮、杏仁、石斛、天花粉、金银花。

【气阴两虚型】

治法：益气养阴。

用药：黄芪、人参、沙参、麦冬、天冬、鳖甲、龟甲、百合、生地黄、五味子、百部、瓜蒌、浙贝母、雪茶、灵芝、枸杞子、知母、冬虫夏草。

【气滞血瘀型】

治法：行气活血。

用药：黄芪、枳壳、赤芍、三七、郁金、丹参、白前、莪术、茜草。

【痰湿瘀阻型】

治法：祛湿化痰。

用药：陈皮、法半夏、瓜蒌、冬瓜仁、胆南星、芦根、桃仁、赤芍、威灵仙、郁金、丹参、三七、海浮石、化橘红。

肺癌治法小结

肺癌以补气血、宣肺止咳、止血利水为治法，根据中医的辨证施治，可用人参（红参、西洋参、白参）、三七、猪苓、川贝母、白及、仙鹤草、夏枯草、紫丹参、白石英、虎杖、大肺筋草、肿节风、雪茶等中药。

治疗的目的主要是平衡阴阳，调和脏腑，补益气血，增强机体免疫力。总之，攻坚散结治疗恶性肿瘤多能起到缩小肿块、减轻症状、缓解疼痛、增加食欲、提高免疫功能、改善生命质量的作用，不失为一条行之有效的治疗途径。

抗癌防瘤可食以下几种食物配合治疗：粗粮（玉米、高粱）、新鲜蔬菜、蜂乳、鳖、海参、鱼肚、黑木耳、菱角。

病案一

陈某，男，56岁，肺癌术后，2011年4月30日初诊。患者自2009年4月起持续咳嗽，一直按照肺炎治疗乏效，在河南省某医院做病理检查，诊断为右中肺中分化腺癌，部分为细支气管肺泡癌。2009 年 9 月行肺右叶切除手术，2011 年 2 月实施化疗。刻下：胸前部有堵塞感，时有突然汗出、颠顶痛、右眼不适、下肢无力、排便无力，纳眠可，小便正常，大便日 2～3 次，排便无力，舌质淡，舌体胖，苔薄黄，脉沉滞。证属痰热互结，肺阴亏耗，治以涤浊开胸兼以清肺润肺，方用千金苇茎汤、瓜蒌汤、沙参麦冬汤加减。处方：苇茎 30g，生薏苡仁 30g，冬瓜子 30g，桃仁 10g，北沙参 30g，天冬 10g，桔梗 15g，瓜蒌皮 10g，浙贝母 10g，生甘草 10g。20 剂，水煎服。

二诊：患者服上方 20 剂，效可，诸症均较以前减轻，服药期间口干口渴，夜尿多，下肢乏力，纳可，偶尔入睡难，舌质暗，边有齿痕，脉沉滞。渴为肺部余热未清，守上方去北沙参、天冬，加知母 10g，黄芩 10g，海浮石 30g，橘红 10g。20 剂，水煎服。海浮石为去胶黏之痰经验用药。

三诊：患者服上方 20 剂，效佳，胸部堵塞感及其他症状消失，现症：咽干痛，舌后部偶有热感，纳眠可，二便正常，舌质暗红，苔薄黄，脉细。虽症状消失，但肺中之痰热积聚非一日之功可去，须缓缓图之，继续守涤浊大法，处以千金苇茎汤合泻白散加减。处方：苇茎 30g，生薏苡仁 30g，冬瓜子 30g，杏仁 10g，桔梗 10g，白前 10g，桑白皮 10g，地骨皮 10g，瓜蒌皮 10g，浙贝母 10g，知母 10g，生甘草 6g。3 剂。

此患者持续在服中药，笔者最近一次见到他是在 2016 年 3 月 14 日，患者双肺底部发现新的微小疑似病灶，有甲状腺结节，身体状况良好，嘱其续服中药调养。综观其病例，千金苇茎汤为合方调治，大大提高了患者的生存率。

按语： 在治疗肿瘤类疾病邪实阶段应立涤浊法。根据《素问·汤液醪醴论》，基础方选择千金苇茎汤。千金苇茎汤出自《备急千金要方》，具有清脏腑热、逐瘀排脓之功效，原用于肺痈之热毒壅滞、痰瘀互结证，取其行瘀化浊以疏涤五脏，以此方作为治疗肺癌、肝癌、胃癌、膀胱癌、结肠癌等存在浊邪内阻患者的基础方，病在肺用苇茎，病在中焦用苇根，病在下焦以白茅根易苇茎。可少佐大黄取其通便解毒，兼以助桃仁化瘀散结。再根据患者症状随证处之，多以经方合方，无生疏毒药，笔者两年观察数百例，均有良效。

病案二

患者张某，男，64 岁，退休工人，2004 年 8 月 20 日初诊。患者因病情危重不能门诊就医，其家属代述。患者患左肺鳞癌，已在某省医院住院治疗两个多月，胸腔积液，心包积液，咳喘，气短。经放、化疗无明显好转，近喘闷气短日趋严重，且见张口抬肩，端坐呼吸，不得平卧，日夜头不得安枕，稍有动作则呼吸急促，喘息不止，心悸突突，语难成序，已历两周，饮食少入，欲向近死。家属断言，难熬过 10 天，故而求治于中医，以希万一。

肿瘤临证经验及验案

　　笔者认为：肿瘤波及胸膜、心包膜，导致渗液过多，积于胸腔与心包内，压迫心肺，胸气失畅，心功受障，肺之气机阻塞，故致喘闷逆息急危征象。应标本同治，立消瘤固本、祛邪逐水、平逆止喘为法。处方：醋甘遂5g，醋大戟3g，瓜蒌15g，射干24g，杏仁18g，百部18g，仙鹤草18g，生薏苡仁30g，炒葶苈子30g，西洋参16g，山慈菇15g，鱼腥草30g，炒冬瓜仁24g，法半夏10g，僵虫10g，全蝎10g，地龙15g，炮山甲10g，茯苓15g，蜈蚣3g，生麦芽30g，生姜3片，大枣5枚。3剂，水煎，频频呷服。嘱其当晚急煎服。服后逐渐神定，胸满、胸闷、胸胀、气短、气逆、喘息明显好转，可以安枕，是夜较前安稳许多。

　　复诊：3剂药后，患者可坐车就诊，因大病初定，人尚憔悴，面略浮肿，饮食好转，余悸未消，乏力神疲，舌苔腻，脉弦滑。药已显效，原方再进3剂，仍嘱频频呷服。药后诸症消失，一周后还乡调治。处方：穿山甲30g，红参30g，红景天40g，冬虫夏草10g，薏苡仁、茯苓、白术各50g，壁虎、杏仁、冬瓜仁各20g，丝瓜络、鳖甲各40g，全蝎25g，急性子30g，沉香、郁金、三七各15g。共研细，用蜂糖开水冲服，每次6g，日服3次。

　　按语：患者是左肺鳞癌，应是上皮肿瘤，因浸润胸膜、心包膜，形成积水，故应为肿瘤所致水饮留蓄症。因水饮过多，阻滞肺、心正常功能，欲向近死，故应消水救急，同时消瘤防变。消水用猛药之醋芫花、大戟，引领其他消水药：葶苈子、泽漆、龙葵、冬瓜仁等搜消脏腑；并用治癌之瓜蒌、射干、仙鹤草、山慈菇及虫类药物等以从根治；用人参、生薏苡仁等以强心抗癌消水，鱼腥草以治肺。且患者病属危重，频频呷服，以防格拒不纳。此提示我们该用有毒性药品时应果敢选用，不得半点犹豫。

治鼓胀案

【病案一】

范某，女，45岁。患者患肝硬化腹水，腹胀如瓮，大便秘结不畅，小便点滴不利，中西医屡治无效。患者痛苦万分，自谓必死无救。诊其脉沉弦有力，舌苔白腻而润，观其人神充气足，病虽重而体力未衰。证为肝硬化腹水之实证，邪气有余，正气不衰。治当祛邪以匡正，如果迟迟坐视不救，挽留湿毒而不敢攻下之，医之所误也。

处以桂枝汤减甘草合消水丹方：甘遂10g，沉香10g，琥珀10g，枳实6g，生大黄2g，麝香2g。上药共研细末，装入胶囊中，每粒0.4g，每次服4粒，早、晚空腹服用，用桂枝10g，白芍12g，生姜12g，大枣20g，煎汤送服。

服药后患者感觉胃肠翻腾，腹痛欲吐，心中懊恼，没几时则有大便开始下泻，至两三次之时，小便亦随之增加，此时腹胀减轻，如释重负，随后能睡卧休息。

时隔两日，切脉验舌，知其腹水犹未尽，照方又进一剂，患者大便泻三次，比上次服药后更为畅快，腹围缩小，肚乃安。此时患者唯觉疲乏无力，食后腹中不适，切脉沉弦而软，舌苔白腻变薄。改用补中益气汤加鳖甲、砂仁、木香，补脾健胃软坚，小心谨慎治疗，终于化险为夷，死里逃生。患者45岁患病，现今86岁还能参加家务劳动。

【病案二】

赵某，男，42岁。患者胁痛3年，腹部膨胀2个月，经检查诊为肝硬化腹水，屡用利水诸药法不见效。就诊时，患者腹大如鼓，气短，肠鸣辘辘，肢冷便溏，小便短少，舌质淡，苔薄白，脉沉细，诊为阳虚气滞，血瘀水停。处方：桂枝10g，麻黄6g，生姜10g，甘草6g，大枣10g，细辛6g，附子12g，丹参30g，白术12g，三棱6g，红景天12g，土鳖虫3g。20剂，每日1剂。服药后，患者腹水消退，诸症随之而减，后以疏肝健脾之法，做丸药善后。

【病案三】

吴某，男，42岁。患者肝郁已久，邪气内逆，气运闭塞，使脾土受湿而不能制水，小便极少而赤，大便溏秘不匀，肤色暗黑，目白睛浑黄，唇紫而焦，舌苔白腻，形冷，痞满腹胀，腿肢微肿，气机不畅，俯时尤甚，右侧胸膺、胁肋、腰部均感刺痛，西医诊为肝硬化、脾脏肿大，治之数月未效，近呈鼓胀之象，腹隆起而腰挺直不能俯，脉弦滑而数，急宜柔肝化瘀、和中利水、化湿清热以化中州，而兼顾胃气治之。处方：荆三棱、蓬莪术各15g，炒二丑各

肿瘤临证经验及验案

10g，北细辛15g，川椒目3g，桃仁10g，赤小豆30g，百合15g，紫苏叶3g，萹蓄12g，茯苓皮15g，旋覆花12g，代赭石12g，萆薢12g，知母9g，黄柏9g，汉防己10g，木香5g，犀黄丸9g（冲服），金匮肾气丸（每次3g冲服）。患者共服80余剂，疾病基本痊愈，经检查脾大已消，肝功能恢复正常。

【病案四】

郭某，男，26岁。患者3个月前发现肝脾肿大、肝硬化，近1个月腹部胀大，有腹水，恶心，鼻衄，牙龈溢血，胸闷，腹胀，食后胀甚，午后低热，体温37.8～38.5℃，夜间烦躁不眠，大便稀，每日行4～6次，小便量少色黄，腹部膨隆，腹围88cm，腹水明显，下肢不肿，化验检查示：黄疸指数6U，胆红素0.3mg%，球蛋白2.55mg%，舌质红，脉弦数。

辨证：阴虚血热，肝郁抑脾，运化无权，中焦水停，以致腹满泄泻。

治法：养阴凉血，柔肝理脾，行水利湿。

处方：柴胡5g，青蒿6g，白薇10g，赤芍、白芍各10g，地骨皮10g，牡丹皮10g，知母、黄柏各10g，秦艽12g，白茅根30g，连翘15g，白僵蚕10g，蝉蜕10g，鳖甲12g，牡蛎20g，炒枳壳7g，厚朴5g，泽泻10g，茯苓20g，猪苓15g，冬瓜皮、冬瓜子各15g，葫芦18g，鲜葱25g。

以上方为主，随证略有加减。患者共服药 60 剂，腹泻渐止，鼻衄明显好转，食欲正常，体温平稳，腹水消失，腹围 68cm，肝未触及，复查黄疸指数 5U，胆红素 0.7mg%，麝浊 8U，白蛋白 2.896%，球蛋白 1.688mg%。随症观察。

【病案五】

刘某，男，51 岁，1998 年 8 月 5 日初诊。患者 1996 年春节患无黄疸型肝炎，多次反复，1997 年 6 月以来，肝功能一直明显异常，持续已达 1 年之久，最近一次肝功能化验结果示：谷丙转氨酶 350U，麝浊 18U，麝絮（+++），血小板 84×10^9/L，白蛋白与球蛋白比值 2.86∶3.14。诊为肝硬化早期。曾服用中西药，症状及肝功能化验无显著变化。

1998 年 8 月 5 日来诊，当时见面色黄白无泽，气短乏力，全身倦怠，纳少，腹胀，便溏，两足发凉，舌苔白，舌质淡，脉细无力。

西医诊断：慢性肝炎，早期肝硬化。

辨证：脾肾阳虚，气虚血滞。

治法：温补脾肾，益气养血柔肝。

处方：黄芪 30g，淡附片 10g，焦白术 10g，党参 12g，香附 10g，杏仁 10g，橘红 10g，白芍 15g，当归 15g，茵陈 20g，紫河车 10g，鹿茸 3g。紫河车、鹿茸研细分 6 次冲服。

患者服此方 1 个月后，症状大有好转，两足转温，腹胀减轻，大便仍稀，食纳渐进。复查白蛋白 3.43mg%，球蛋白 3.12mg%，其后仍服原方，改黄芪 45g，加砂仁 5g，继服 3 个月之久，复查肝功能示：白蛋白 3.40mg%，球蛋白 3.12mg%。1999 年 3 月复查白蛋白 3.16mg%，球蛋白 2.82mg%，后将黄芪改为 60mg%。至 2000 年 2 月结束治疗时，查白蛋白 3.85mg%，球蛋白为 2.13mg%，谷丙转氨酶正常，麝浊 8U，麝絮（＋）。患者食欲好转，二便正常，精神好，睡眠尚可，舌淡脉沉。

按：本案患者肝功能损害严重，白球蛋白倒置，医者坚持以中医理论为指导，辨证施治，合理用药，从而比较顺利地改善了临床症状，使肝功能得到恢复，充分体现了中医辨证在肝病治疗上的重要性、优越性。关于白球蛋白倒置，这是由于肝肾实质性损害造成的，中医辨证属气血亏虚，所以治疗多从补气血、益肝肾入手，同时根据阴阳病位的不同，酌加紫河车、鹿茸、阿胶等，从而有助于提高和调整血清蛋白。

【病案六】

颜某，女，37 岁。患者自述 1 年来腹渐胀大，下肢浮肿，尿少，尿色茶红，经常鼻衄。化验结果示：黄疸指数 5U，胆红素 0.4mg%，麝浊 5U，麝絮（＋），高田式反应（＋），血浆蛋白 3.5mg%，球蛋白 1.9mg%，西医诊断为肝硬化腹水。刻下：气短乏力，食欲不振，左胁下端时有疼痛，腹胀，肢浮肿，溲黄尿少，苔白，舌质暗淡，脉象沉细无力。

辨证：气血两虚，肝郁血瘀，水湿内停。

治法：补气养血，理气活血，解郁运脾，佐以利水。

处方：黄芪 30g，牡丹皮 10g，醋炒柴胡 5g，当归 12g，白芍 15g，杏仁 10g，橘红 10g，香附 10g，郁金 9g，丹参 15g，红花 6g，泽兰 15g，牡蛎 15g，木瓜 12g，大腹皮 12g，槟榔 12g，通草 3g，薏苡仁 12g，葫芦 15g，冬瓜皮 15g，冬瓜子 15g，车前子 12g，红景天 15g。

以上方为主，后随证略有加减，患者共服药 3 个月，药后除偶有齿龈出血外（可加仙鹤草、白茅根），无任何不适，食、睡、二便均正常。查体：腹水消失，腹围 80cm，脾大如前，肝未触及，下肢不肿。化验结果示：黄胆指数 4U，胆红素 0.8mg%，麝浊 3U，麝絮（－），高田氏（－），血浆蛋白 3.5mg%，球蛋白 2.16mg%，继续以秘制丸药调理治疗。

按： 鼓胀之病多是由久病迁延而成，虽有实邪，正气必虚，虚实夹杂。本例患者患病 1 年余，除腹水之外还有气短乏力、食欲不振、舌淡、脉细无力等症，其虚象甚著，故不可用攻伐，而当扶正与祛邪兼顾，且肝病日久，气血不能畅走，而兼气滞血瘀之变，故宜补气养血，理气活血，并佐以利水，标本兼治。方中黄芪、当归、白芍之类补气养血，扶其正气；柴胡、丹参、香附、郁金之类理气活血，调其脏腑；佐以大腹皮、槟榔、冬瓜皮、冬瓜子、车前子之类，逐其水邪。本案不侥幸一时之效，方能以三个月缓克经年顽疾。

【病案七】

吕某，男，56岁，农民。患者患肝硬化腹水已3个月，初由愤怒饮酒引起，经西医治疗2个月、省医院治疗月余不愈，遂来余门诊。目前患者单腹胀大，绷急如鼓，青筋显露，按之坚满，肝脾未能触及，面色黧黑，精神萎靡不振，胸闷，不欲饮食，食后痞胀益甚，下肢轻度浮肿，小便黄少，大便欠调，舌苔薄白，舌质紫暗有瘀斑，脉来弦细有结象。

辨证：肝主疏泄，脾主运化。患者初由肝气郁结，克伐脾土，继而气滞血瘀，清浊相混，疏泄无权，以致经络壅阻，形成鼓胀。

治法：疏肝理气，健脾利水，活血化瘀，通络散结。

处方：逍遥散加味。柴胡6g，茵陈10g，炒枳壳15g，赤芍10g，槟榔片12g，厚朴6g，郁金10g，当归6g，大腹皮15g，茯苓18g，泽泻12g，大黄6g，车前子25g（布包煎），红景天10g，五香藤15g。

患者连服上方5剂，小便增多，大便下清灰稀物3次，肿势显消，肝脾已能触及，按之疼痛，前方既合病机，再以原方加鳖甲25g，鸡内金12g，砂仁5g，连服8剂，腹胀十减其七，胸闷显宽。今遵《内经》"大积大聚，衰其大半而已"之旨，宗上方加减治疗。

处方：柴胡3g，茵陈6g，炒枳壳12g，槟榔片6g，川厚朴 3g，郁金 6g，当归 12g，赤芍、白芍各 9g，红花 6g，茯苓 18g，大腹皮 12g，泽泻 12g，车前子 25g，鳖甲 25g，鸡内金 12g，红景天 15g，砂仁 5g。

患者服上药达 20 余剂，诸症悉除而告愈。

按：鼓胀多由肝气郁结、脾运不健、湿邪中阻、浊气充塞而成。郁怒伤肝，木盛乘土，加之饮酒不节，损伤脾胃，致使脾运失司，血阻水停。治疗以肝脾平调，血水同治，重点在肝，以疏肝理气、活血化瘀为法，以治气滞血瘀。待便通胀减之后，又减泻下之大黄，加健脾活血的红景天、鸡内金，软坚之鳖甲，以疏肝健脾、活血利水之剂缓图之。

自拟消积软坚方治疗肝硬化、肝癌

中医认为肝硬化属"肝积""痞块"范畴，多因情志抑郁、饮食不节、嗜酒过多、湿痰瘀积等导致肝失疏泄，脾气受损，水湿不运，气滞血瘀，痰浊内阻，造成肝积、痞块，治疗当以疏肝健脾、活血化瘀、软坚散结为基本治法。

笔者临床自拟消积软坚方：牡蛎30g，制鳖甲20g，苦荞头25g，急性子20g，红景天25g，全蝎5g，桃仁10g，土炒白术30g，枳实15g，隔山撬20g，黄芪30g，肉桂6g，制丝瓜络35g，鸡内金15g，丹参12g，香附15g，鸡矢藤30g，五灵脂10g，郁金12g。每两日一剂，水煎服，日服三至四次。

若偏气滞者，加柴胡、青皮、佛手、木香疏肝理之；偏寒湿者加苍术、厚朴、茯苓、桂枝、生姜化寒湿；偏湿热者，加栀子、茵陈、酒炒大黄、龙胆草、青蒿清热化湿热；偏血瘀者，加三棱、莪术、水蛭、土鳖虫、丹参化瘀软坚；偏阳虚者，加附片、红参、益智仁、牦牛鞭温补脾肾；偏阴虚者，加山茱萸、首乌、黄精、桑椹滋补肝肾；伴呕血者，加仙鹤草、藕节、白及、血余炭、代赭石降逆止血；伴神昏，属热闭者，加安宫牛黄丸或紫雪丹辛凉开窍；属凉闭者加服苏合香丸辛温开窍；伴尿闭者加二丑、石韦、甘遂、大黄、地龙峻下逐水；伴肋痛者加延胡索、醋制川楝子、桔梗、青皮、没药活血理气止痛。

方中牡蛎、鳖甲、苦荞头、急性子、全蝎软坚散结；丹参、桃仁、红景天、五灵脂活血化瘀生新；白术、枳实、隔山撬健脾通腑；鸡矢藤、丝瓜络、全蝎通络止痛；黄芪、肉桂、红景天益气扶阳；郁金、香附、鸡内金理气开胃。全方共奏疏肝健脾、活血化瘀、软坚散结、益气固本之效。诸药合用，随证加减化裁，明其理，洞其奥。

胃癌

胃癌是最常见的恶性肿瘤之一，患病率居消化道肿瘤第一位。近年来胃癌发病率逐渐上升，在国内有的地区已居全部恶性肿瘤的首位。在因恶性肿瘤而死亡的病例中，大多数人死于胃癌。男女发病比例为 6∶2。胃癌在任何年龄均可发生，然而大多发生于中年后，以 50～60 岁最多，30 岁以前较少见。

病因

不同国家与不同地区发病率的明显差别说明胃癌与地理环境及不同的生活方式有关，其中最主要的是饮食因素。

已知摄入过量食盐是外源性胃癌的诱发因素，居民摄入食盐多的国家通常胃癌发病率高。另外，饮食中亚硝酸盐含量高的地区，胃癌发病率高。

食物中还可能含有某些致癌物质或其前身，这些物质在体内通过代谢，或在胃内菌群的作用下转化为致癌物质。如在油煎、烧烤食物的过程中产生的杂环胺化合物；发霉的食物含有较多的真菌。饮酒在胃癌发病中的的作用尚未有定论，而吸烟则可能增加患胃癌的风险。高蛋白饮食、蔬菜与水果具有某些抗癌作用。

胃的癌前期状态

慢性萎缩性胃炎与胃癌的发生率呈显著的正相关，前者可能由浅表性胃炎发展而来，进一步发生肠上皮化生，逐渐成恶变，这是一个较长期的过程。

胃癌可发生于胃的任何部位，半数以上发生于胃窦部、胃小弯及前后壁，其次在贲门部，胃体区相对较少。

辨证论治

目前，中医认为胃癌本虚表实证以痰瘀内阻为标，食道、脾、胃、肠功能失调为本。笔者认为，饮食营养的消化代谢吸收主要靠脾胃的运化，因饮食不节、嗜食肥甘膏粱厚味、好逸少动、情志不舒或禀赋因素及年老体衰等导致脾失运化，胃失升降，痰浊、瘀阻为患而成此病。临床常选方：痰浊中阻者予导痰汤加减；胃热滞脾者予保和丸合小承气汤；脾虚肝郁者予逍遥散加柴胡舒肝散。笔者自拟核铁石方如下。

组成：核桃树枝80g，铁树叶30g，石斛25g，木贼40g，山药20g，沙参10g，白术、茯苓、木香、枳壳各

12g，桂枝、甘草各 5g，露蜂房、瓦楞子各 15g，姜半夏、丹参、炒蒲黄各 9g。

功效：化痰运浊，散瘀化结，养胃健脾。

主治：各期胃癌出现胃脘痛、食欲减退、恶心呕吐、消瘦等症状。

用法：水煎服，每日 1 剂，频频服用 10 天为一疗程。

方解：胃癌是常见的恶性肿瘤之一，居消化道肿瘤之首位。"朝食暮吐，暮食朝吐，宿谷不化，名曰反胃"，此与胃癌晚期幽门梗阻的症状相似。因为胃癌多为腺癌，对放疗、化疗相对不敏感，所以对于胃癌晚期患者，核铁石方中重用核桃树枝、木贼、铁树叶，大剂量以解毒散结，减除梗阻，清肝明目，可防止肝火侵犯脾土，而且可杀幽门螺杆菌；山药、白术、茯苓、甘草补脾胃，除湿；桂枝、姜半夏平冲降逆；胃癌患者大多胃阴亏乏，舌红无苔，故用石斛、沙参；本病常有消化不良及气胀，加理气之木香、枳壳；丹参、炒蒲黄活血化瘀；露蜂房、瓦楞子、铁树叶、核桃树枝攻毒抗癌软坚。全方共奏养胃运脾、补气培土、解毒化瘀、软坚散结之功，相辅相成以攻逐痰毒。

临床应用：肝胃不和、有呕吐者，加郁香、竹茹、砂仁；痰瘀阻胃者加硇砂、延胡索、香附、五灵脂；大便干燥者，加火麻仁、郁李仁、大黄炭；便血呕血者，加仙鹤草、阿胶、血余炭、白及、白茅根；便溏者加肉豆蔻、扁豆、黄精、益智仁；消瘦乏力者加红参、黄芪；脾胃虚寒者加附片、肉桂、高良姜；食积者加鸡内金、隔山撬。可先用壁虎、全蝎、蜈蚣、地龙、蚂蚁，这五味药性烈剽悍，走窜迅猛，内及脏腑，外达经络，故痰浊凝聚之处皆能开之。

胃癌淋巴结转移验案

冯某，男，74 岁，2008 年 11 月 1 日初诊。患者胃癌根治术后 5 个月，病理检查示：低分化腺癌，侵蚀胃壁全层达外周脂肪，淋巴结转移 3/3，切缘（－），网膜（－）。草酸铂联合希罗达化疗 4 周期，白细胞 3.40×10^9/L。患者既往有高血压病史。刻诊：形体消瘦，面色萎黄，倦怠乏力，胃纳差，眠可，大便干结，两日一次，小便黄，口渴，舌暗红，苔薄黄，脉弦细。

辨证：胃热炽盛，肠燥便秘，挟肝阳上亢，合并血瘀；复经手术与化疗，胃气已伤。

治法：清热解毒，潜肝阳，益气阴，散瘀血，和胃气。

处方：橘皮 10g，竹茹 10g，清半夏 10g，枇杷叶 15g，太子参 15g，炒白术 15g，茯苓 15g，枸杞子 15g，女贞子 15g，玄参 6g，天花粉 10g，生蒲黄 10g，白芷 10g，露蜂房 10g，血余炭 10g，代赭石 15g，鸡内金 30g，生麦芽 30g，凌霄花 15g，虎杖 10g，藤梨根 15g，黄连 10g，吴茱萸 3g，炙甘草 10g。14 剂，每日 1 剂。上药煎 3 次，合约 400mL，分早、中、晚 3 次服。

方解：方中首先以橘皮竹茹汤益气阴，清胃热，降胃气，旨在减轻化疗的不良反应，协助化疗；枸杞子、女贞子、玄参、天花粉养阴生津；生蒲黄、白芷、露蜂房、血余炭调胃消瘤；代赭石、鸡内金、生麦芽开胃消积，升降气机；凌霄花散瘀；虎杖、藤梨根二药相合为"藤虎汤"，是孙桂芝教授治疗消化道肿瘤的经验方，其中藤梨根清热利湿，活血化瘀健胃，虎杖祛风利湿，散瘀消癥，现代医学研究证明，二药均具有确切的抗肿瘤作用；黄连、吴茱萸合用为左金丸，清胃热，降逆气，针对患者反酸而设了炙甘草调和诸药。

复诊（2009年1月8日）：患者服药两月余，胃纳增加，精神好转，口渴、恶心、呃逆均较前减轻，腹不胀，大便稍干，眠可，舌暗红，苔薄黄，脉弦细。此时患者化疗结束，减橘皮、竹茹等协助化疗药味，调方如下：生黄芪30g，杭白芍15g，太子参15g，生白术30g，生地黄15g，茯苓15g，川厚朴10g，生蒲黄15g，白芷10g，露蜂房6g，血余炭10g，代赭石15g，鸡内金30g，生麦芽30g，凌霄花15g，虎杖10g，藤梨根15g，重楼15g，炙甘草10g。14剂，每日1剂。上药煎3次，合约500mL，分早、中、晚3次服。

复诊（2009年5月10日）：患者饮食、精神等一般情况良好，大便正常，仍有呃逆。复查：胃镜示吻合口反流性食管炎，胸、腹腔PET，腹部B超检查均无异常发现，CEA、CA19-9、CA724等肿瘤标记物正常，舌红，苔薄黄，脉弦细。取小陷胸汤、左金丸之意为廓清胸之痰热，调理肝胃之失和。调方如下：瓜蒌皮15g，清半夏10g，黄连10g，吴茱萸5g，太子参15g，白人参10g，炒白术15g，茯苓15g，杭白芍15g，生蒲黄10g，白芷10g，露蜂房6g，血余炭10g，代赭石15g，鸡内金30g，生麦芽30g，紫河车15g，炙甘草10g。14剂，每两日1剂。上药煎3次，合约500mL，分早、晚两次服。

复诊（2009年9月10日）：患者病情稳定，复查血常规白细胞4.80×10^9/L，肿瘤标记物正常。呃逆、嗳腐、反酸较前明显减轻，纳可，眠可，二便调，舌红，苔薄黄，脉弦细。仍依前法调理气机升降，处方：旋覆花10g，代赭石15g，焦槟榔10g，煅瓦楞子10g，生黄芪30g，杭白芍15g，太子参15g，炒白术15g，茯苓15g，生蒲黄10g，白芷10g，露蜂房4g，血余炭10g，代赭石15g，鸡内金30g，生麦芽30g，凌霄花15g，虎杖10g，藤梨根15g，白花蛇舌草30g，重楼15g，炮山甲10g，炙甘草10g。14剂，每两日1剂。上药煎3次，合约500mL，分早、晚两次服。

复诊（2010年5月20日）：患者此时为胃癌淋巴结转移术后2年，病情稳定，肿瘤标记物正常，舌淡红，苔薄白，脉弦细。加香橼理气合胃，莲子肉健脾益肾，处方：太子参15g，炒白术15g，茯苓15g，生黄芪30g，杭白芍15g，凌霄花15g，生蒲黄10g，白芷10g，露蜂房4g，血余炭 10g，代赭石 15g，鸡内金 30g，生麦芽 30g，急性子 5g，香橼 15g，莲子肉 10g，重楼 10g，炮山甲 10g，白花蛇舌草 30g，炙甘草 10g。14 剂，每 3 日 1 剂。上药煎 4 次，合约 600mL，分早、中、晚 3 次服。

复诊（2010 年 10 月 25 日）：患者胃癌并淋巴结转移术后 2 年余，病情稳定，复查肿瘤标记物正常，纳可，眠可，二便调，舌淡红，苔薄白，脉沉细。守方巩固，并加绿萼梅疏肝解郁、悦脾开胃，凌霄花活血祛瘀、消癥散结，何首乌补肝肾、散结气。处方：生黄芪 30g，杭白芍 15g，生白术 30g，莲子肉 15g，茯苓 15g，女贞子 15g，生蒲黄 10g，白芷 10g，露蜂房 6g，红参 10g，壁虎 20g，血余炭 10g，代赭石 15g，鸡内金 30g，生麦芽 30g，虎杖 10g，藤梨根 15g，白花蛇舌草 30g，半枝莲 30g，何首乌 15g，凌霄花 15g，绿萼梅 10g，炙甘草 10g。6 剂，共研细，每次 6g，1 日 3 次，饭前服。

复诊（2011 年 5 月 11 日）：患者胃癌淋巴结转移术后 3 年余，病情稳定，复查胃镜及 CT 均无复发及转移征象，饮食睡眠均佳，二便调，舌淡红，苔薄白，脉细缓。病程已逾 3 年，病已痊愈，略做调整以资巩固。处方：生黄芪 30g，杭白芍 15g，女贞子 15g，太子参 15g，炒白术 15g，茯苓 15g，补骨脂 10g，女贞子 15g，香附 10g，穿山龙 5g，威灵仙 15g，生蒲黄 10g，白芷 10g，露蜂房 5g，代赭石 15g，壁虎 10g，雪莲花 15g，冬虫夏草 3g，炮山甲 10g，金荞麦

15g，半枝莲 30g，炙甘草 10g。6 剂，共研细，每次 6g，1
日 3 次。

　　按： 该患者为低分化腺癌，侵蚀胃壁全层达外周脂肪，
淋巴结转移 3/3，极易复发转移。术后及化疗对身体损伤甚
重，患者初诊时消瘦，食欲不振，纳差，倦怠乏力，面色萎
黄，反酸，呃逆，病情颇重。笔者以扶正祛邪为大法，在给
予清热解毒、软坚散结的同时，注重健脾补肾，尤其是自始
至终顾护胃气，取得了满意疗效。患者服药 3 年余，多次复
查，未见复发转移征象，且患者纳差、反酸、呃逆等症状消
失，体重增加，体质增强。

胰腺癌

胰腺癌是一种最常见的胰腺癌，病因尚不明。本病多发于男性及绝经的女性，绝经后的女性与男性发病率相仿，因此有人提出本病的发病可能与内分泌因素有关。本病分为原发性和继发性两类，原发性胰腺癌多由于先天性脂质和脂蛋白代谢障碍及饮食、营养、药物等因素引起；继发性胰腺癌主要继发于糖尿病、甲状腺功能减退、胆道阻塞、冠心病、肾病综合征等病。本病在中医古籍中未有明确的病名与之相对应，现代中医称为"血浊"。

当患者有腹痛、体重减轻、进行性黄疸等胰腺癌的典例症状时，虽易做出诊断，但多已属于晚期，失去了治疗时机。大多数胰腺癌的早期表现复杂多样，检查结果缺乏特异性，常规X线、钡餐结果常为正常，因此早期诊断十分困难。B超检查的广泛采用提高了胰腺癌的确诊率。运用中药防治胰腺癌，既有特色，又有特效，值得深入探讨。

笔者临证常选用百合汤、丹参饮、良附丸、失笑散、败酱散等古方治疗胰腺癌，但每方各有所长，把这五个合为一方，发挥其所长，互利其短，用之于临床，取得了超乎想象的效果，现记录如下。

五方合汤方组成：高良姜 12g，香附 10g，百合、丹参各 20g，乌药 9g，檀香 10g，砂仁 9g，炒蒲黄 10g，五灵脂 12g，薏苡仁 25g，败酱草 20g，重楼 6g，蟾皮 5g，壁虎 10g。

气滞痛甚者加沉香、乳香、没药；痉挛疼痛者加白芍、甘草、牡蛎；刺痛者加苏木、酒制川楝子、制黄连；胃虚者加佛掌参、鸡矢藤、人参；胃寒者加吴茱萸、荜茇；吞酸者加海螵蛸、贝母；便血者加白及、贝母、三七、仙鹤草、大黄炭；恶心欲吐者加姜半夏、竹茹、丁香；嗳气胁胀者加柴胡、青皮、薤白；胃中灼热者加黄芩、牡丹皮、蒲公英、半枝莲；有腹水者加莪术、猪苓、赶黄草、水蛭。

方解：方中高良姜辛温散寒，香附理气行滞，利三焦，解六郁，二药合用为良附丸，善治寒凝气滞脾胃。百合泻肺胃郁气，降脾胃之气，乌药行气宣通，疏散滞气，顺胃脾间逆气，二药合用为百合汤，既能清泻肺胃郁气，又能防止百合平凉之性而有碍中运，更适用于日久不愈、正气渐衰之证。丹参活血祛瘀，通经止痛，檀香行气调中，和胃醒脾，砂仁化湿行脾气，温中止呕，兼益肾气，理元气，引诸药归宿丹田，三药合用名为丹参饮，对久治不愈、气滞血瘀、正气渐虚的胃脘痛，不仅能够活血定痛，还能养血醒脾，调胃益肾。以上三个方药相组而成"三合汤"，既主气又主血，既主寒又主滞，治疗胃腹心诸痛，既能治病又能益人。蒲黄活血散瘀，五灵脂行气止痛，古人谓用本方后，痛者每在不觉之中诸痛悉除，不禁欣然失笑，故名"失笑散"。薏苡仁、败酱草除肠中湿热，笔者加重楼、蟾皮、壁虎，这些药物都具有攻毒走窜的作用，使抗癌效果倍增。所以笔者拟五合汤，既有气药，又有活血药，既能祛邪排毒，又兼益气，既能软坚，又能散结止痛，所以对久治不愈的胰腺癌能发挥特有的效果。

肾脏肿瘤

肾癌、肾盂癌一般好发于 40 岁以上的人群，肉瘤多见于青中年，母细胞癌则发生于儿童、婴儿。各种恶性肾脏肿瘤患者均以男性多见，其中肾癌、肾盂癌、母细胞癌较多见，良性肿瘤有腺瘤、纤维瘤、神经纤维瘤等。

病因

恶性肾脏肿瘤的病因仍然不清楚，但与某些因素有关，如遗传、饮食、吸烟、环境、性生活、性腺功能、化学物品、泌尿道结石和感染等。长期维持血液透析的肾功能衰竭患者中，一部分人会出现肾脏囊性变，一部分人会出现恶变肾癌。

临床表现

血尿、腰部疼痛和腰部肿块是恶性肾脏肿瘤的典型临床表现。血尿的特点为间歇性无痛性肉眼全程血尿，伴血块时可有肾绞痛。因肿瘤生长、肾包膜膨胀或肿瘤压迫腹后壁结缔组织、肌肉及神经，可引起腰部钝痛。当大血块沿输尿管移行排出，则产生剧烈绞痛。肿瘤较大或压迫输尿管可造成肾盂积水，积脓时，肾区饱满，腰部可触及块物。

上述三个症状常是晚期表现，但同时出现的机会较少。肾盂癌发生血尿的概率较肾癌高，腰部出现肿块机会则肾癌者比肾盂癌者多，肾盂癌并发肾结石则少见。

肾癌可出现一些肾外的临床表现，如发热为少数患者最显著或唯一的症状，小部分患者有白血病反应或肝功能异常。体积增大的良性肿瘤可出现肿块压迫附近器官引起的症状，浸入肾盂时可有血尿。

诊断和鉴别诊断

若出现腰痛、腰部肿块、血尿等临床表现，诊断则不难。可选择 B 超、腹部平片、肾盂造影、CT 等检查以确诊。对出现上述其他临床表现者应加以注意，以防机体其他部位，如肺、胃、肝、脑等出现转移灶。

腰部肿块要与肾盂积水、多囊肾及周围脏器肿瘤鉴别。肾盂积水、多囊肾超声检查可见液性平段或液性暗区。肾盂造影、胃肠钡剂检查可区别肾脏和周围脏器肿瘤。

治疗

肾脏肿瘤以手术切除为主要治疗方法。笔者认为，肾癌患者大部分进行了手术、放疗或化疗，祛除了部分病灶，此时服用中药较好。因患者正气亏虚，余邪未尽，在保护机体、扶助正气的基础上，仍需清热解毒抗癌，故肾癌患者大多数有阴阳两虚的证候，但每个患者的体质、病程、年龄、性别等不同，其临床表现也各不相同，必须根据患者的具体情况进行分析，依据中药在不同的治疗阶段所起到的不同的作用遣方用药。临床大多分为以下几种情况：①手术后的患者，以恢复患者体质及防止复发为目的，可选用益气补肾汤加解毒祛瘀之药。处方：熟地黄24g，山药18g，枸杞15g，芡实30g，巴戟12g，党参（或人参）20g，玉竹20g，当归15g，天麻10g，黄芪20g，红景天15g，苦地丁20g，水煎服，日服3次，体弱者加鸡肉或猪排骨炖服。②放化疗期间的患者，以减轻其不良反应、缓解症状为目的，可选用沙参、麦冬、鹿茸（或鹿角胶）、冬虫夏草、淫羊藿、益智仁、鳖甲、龟甲、牦牛肾、灵芝、雪莲花、石韦等加减。③对放化疗的晚期患者，中药起主要治疗作用，扶正抗癌，改善症状，提高生活质量，延长生存期，可根据患者的不同病种、病情、症状，选用米百合、鸡肾草、赤芍、丹参、石斛、黄精、白花蛇舌草、黄柏、桃仁、重楼、壁虎、水蛭、通草等。笔者认为在辨证施治的基础上可根据不同目的、不同阶段有所侧重，才能做到有的放矢，取得较好疗效。

膀胱癌尿血治案

吴某，男，70岁，2009年初诊。患者患膀胱癌，有脑梗死后遗症病史。在ICU住院治疗期间，尿血不止，血凝块经常堵塞尿管，只能用冰盐水冲洗膀胱止血，每天要用几千毫升冰盐水，每日要输血支持治疗，仍尿血不止，不见起效。遂告知家属可服用中药。

处方：红参60g，仙鹤草100g，炮姜30g，白茅根50g，血余炭20g，蜜炒黄芪50g，大黄炭10g，三七10g，炙甘草20g，阿胶10g。水煎服，频频饮服，2日1剂。

患者服药3剂后膀胱冲洗液逐渐转淡，服药第5天时冲洗液已经变成无血性，又服3剂后无须输血，患者精神佳。

综上方讨论如下。

1. 由于人体生血、行血和摄血的活动是整个人体气机和气化活动中的一部分，所以维持人体正常的生血、行血和摄血之气，乃是脏腑经络各自正常发挥功能，以及相互之间协调活动的功能之气。

2. 各种原因引起的任何脏腑经络发生的病变，都会由此影响到整体活动的协调，因而不同程度地削弱和影响到人体生血、行血和摄血的正常活动。所谓"初病在气，久延血

肿瘤临证经验及验案

分"，其实质就是气的病变，必然要引起血发生变化。

3. 不是只有补气一法才能加强或恢复气对血生、行、摄的作用。中医的一切常法和变法，都针对不同的病理变化情况，使脏腑经络功能恢复正常和协调，因此可以调整、加强、恢复气对血的多种作用，并使之正常地进行。

按：该患者多有脏器功能衰竭，除了膀胱癌所致出血，有部分感染和呼吸困难。此时，血尿这一症状只是复杂病情中的一个点，但这一点恰好关乎了患者的生死存亡，所以必须消除这个症状。

中医学突出了整体观念和辨证论治，将治标归为"头痛治头，脚痛医脚"，虽有"急则治其标"之说，而对于治标之法、治标之方、治标之药却很少提倡，这也是中医急诊重症医学难以发展的原因。纵观西医学未传入中国之前，中医学和民族医学承担所有的医疗任务，如止吐、止痛、止咳、止泻等，这是民族医药学不能回避的问题，无不需要使用中药，而且那时都有对症之散剂、丹剂。

中医论血证自有专著，《十药神书》有专门论述止血的十个药方，《杨西山失血大法》、唐容川《血证论》论述的出血性疾病的治疗均占著作一半以上。对于止血，历代医家有一个"专家共识"，即"有形之血不能速生，无形之气所当急固"，这句话的实际意义是已经流出来的血，不能再收回去，还没流出来的血，一定不能再让它外流了，应赶紧通过补气的方式把气稳住，气能摄血，则血不再外出。

卵巢囊肿

卵巢囊肿早期常无明显自觉症状，多在妇科检查时发现。囊肿逐渐增大时，患者可出现下腹部胀痛不适、月经紊乱等症，而病灶较大、长期不愈者，不但影响妇女经、带、胎、产，甚至可发生囊肿蒂扭转、囊肿破裂，继发感染，严重影响女性身心健康。大多数卵巢囊肿是良性的，但如果不及时进行医治，任由其发展，也有癌变的可能。

卵巢囊肿的发生多与盆腔感染有关，临床多伴见宫颈炎、子宫附件炎、盆腔炎、月经紊乱等，子宫内膜的变化也是多样的，如萎缩状、增生象、增生过长或内膜癌变等一系列病理变化，从而形成卵巢囊肿或转变为癌。

该病在临床上多表现有小腹疼痛不适，白带增多、色黄、有异味，并且可伴有月经失调、性交痛；常于一侧或双侧触及球形肿块（囊性或实性），表面光滑，若囊肿逐渐增大至占满盆、腹腔，可出现压迫症状，如尿频、便秘、气急等；当囊肿影响到内分泌时，可能出现诸如阴道不规则出血等症状，严重则引起不孕。

中医认为此病多由于机体正气不足，风寒湿热等诸多之外邪乘势入侵，或因七情、房事、饮食内伤，脏腑失调，气机阻滞而致瘀血、痰饮、湿浊等有形之邪凝聚不散，停结于小腹、盆腔，渐积而成。

活血散癥软坚治疗卵巢肿瘤

《金匮要略·妇人妊娠病脉证并治》云："妇人宿有癥病，经断未及三月，而得漏下不止，胎动在脐上者，为癥痼害……所以血不止者，其癥不下去故也，当下其癥，桂枝茯苓丸主之。"又有大黄䗪虫丸方，出自《金匮要略》，是治疗"五劳虚极，羸瘦，腹满，不能饮食……经络荣卫气伤，内有干血，肌肤甲错，两目黯黑"的名方。笔者通过分析恶性肿瘤病患者的临床证候、部位、性质及临床表现，认为由于肿瘤的长期消耗，患者脏腑受损，正气大伤，极度消瘦，且腹中包块长在不同部位，邪气仍盛，故临床中常以两方随证加减运用是治疗本病之圭臬。

故笔者辨证论治卵巢肿瘤，每型都不离桂枝茯苓丸、大黄䗪虫丸两方，具体经验如下。

【病案一】

且某，女，38岁。患者月经过多三月余，伴月经周期缩短，15～20日一行，经血色暗有块，腰部酸困不适，舌质暗红，苔淡白，脉细弦。妇科B超示：左侧卵巢囊肿，大小约4.6cm×3.4cm。患者不愿行手术，故求治于中医。刻诊：气短乏力，少腹隐隐作痛，面色淡白，舌质暗有瘀斑，苔少，脉沉细涩。

西医诊断：卵巢囊肿。

中医诊断：癥瘕。

辨证：瘀血内阻胞宫。

治法：以活血化瘀、软坚散结为主。

处方：桃红四物汤、桂枝茯苓丸、大黄䗪虫丸加减。桃仁 12g，红花 6g，当归 10g，生地黄、三棱、莪术、桂枝、茯苓、水蛭、海藻、昆布、川续断、山慈菇、黄药子、牛膝、紫花地丁各 12g，川芎、土鳖虫、牡丹皮各 6g，桑寄生、杜仲各 10g，穿山甲、三七各 5g。水蛭、穿山甲、三七研末冲服。两日一剂。

患者服用上药 2 个月后，月经基本恢复正常。复查 B 超示：卵巢囊肿消失，余未见异常。

【病案二】

曹某，女，38 岁，因"少腹疼痛，月经量多半年"来诊。患者半年来月经周期延后 7 ~ 12 天，每次经来，少腹冷痛，月经量多，有血块，色暗红，白带多，质清稀，手脚冰冷，舌质淡红，苔白，脉弦紧。妇科 B 超示：子宫腺肌症，卵巢囊肿。

西医诊断：子宫腺肌症，卵巢囊肿。

中医诊断：痛经，癥瘕。

辨证：寒凝胞宫，气滞血瘀，兼寒湿下注，痰聚成块。

治法：温经散寒，活血化瘀，化痰软坚。

处方：少腹逐瘀汤加温经汤加减。桂枝、蒲黄、党参、五灵脂、桃仁、白芍、延胡索、吴茱萸、茴香、当归各10g，茯苓、龙骨、牡蛎各15g，干姜、川芎、红花、牡丹皮各6g，益母草12g，阿胶10g（研末冲服），水煎服，两日一剂。

二诊：患者服用上方15剂后，腹痛减轻，四肢渐温，白带减少。上方去龙骨、牡蛎、吴茱萸，加三棱、莪术、枳壳各15g，水蛭、鹿角霜、山慈菇各10g，三七5g（研末冲服）。

患者守方服用两月半，月经周期恢复。复查妇科B超示：子宫腺肌症、卵巢囊肿消失。随访一年，月经正常。

【病案三】

陈某，女，48岁，以"少腹疼痛2个月"来诊。患者近1个月来少腹疼痛明显，腰痛，白带增多、色黄，现行经6日，月经量多，色暗，经前腹痛加重，夹有大量血块，烦躁易怒，发热口渴，头痛，全身不适，面色苍白，便秘溲黄，如感冒症状。妇科B超检查提示：右侧卵巢见3.3cm×4.7cm×5.8cm囊性占位。因患者不愿接受手术治疗，遂求中西医结合治疗。诊其舌脉，舌质暗红，苔薄白，脉沉涩。

西医诊断：卵巢囊肿。

中医诊断：癥瘕。

辨证：血瘀兼热，痰浊互结，湿热聚积。

治法：活血化瘀，清热解毒，软坚散结。

处方：桃红四物汤、桂枝茯苓丸、大黄牡丹汤加减。桃仁、当归、桂枝、雪莲花、白芍各10g，茯苓、急性子各12g，红藤、牡丹皮、三棱、莪术、海藻、昆布、山慈菇、金银花、连翘各15g，穿山甲、三七各5g（研末分服），水蛭10g（研末分服）。水煎服，两日一剂。

半个月后患者复诊，颜面微红。B超检查示：右侧卵巢见0.8cm×0.7cm×1.5cm囊性占位。自述全身无特殊不适，精神较前明显好转。舌红苔黄，脉细数。在原方基础上去水蛭、山慈菇、黄药子，加败酱草、紫花地丁各30g，生龙骨、牡蛎各15g，黄芪、红景天各20g，海螵蛸12g，巩固疗效，最终获愈。

随访一年，患者一切正常。

宫颈癌临床症状的疗效观察

1986～1994年，笔者共治中晚期宫颈癌11例，采用自配法，取得了满意的效果，现整理如下。

诊断方法

主要采用上级医院的诊断报告、宫颈刮片和宫颈活体组织检查。宫颈刮片采用细胞Ⅳ级分类法，宫颈细胞学Ⅱ级以上行阴道镜荧光定位切片。病理诊断分为轻、中、重、不典型增生。

中药配制

【内服方药】

丹参30g，赤芍12g，泽兰、连翘各12g，仙鹤草20g，当归、川芎、茯苓各10g，黄芪、紫河车各30g，白术、重楼各6g，陈皮、白花蛇舌草各15g，甘草6g。上药晒干加工成细粉，500g一袋，饭后煎服或开水冲服2～3个月，日3次，每次12g。

【外用方药】

外一号方：白砒 30g，明矾 50g，仙鹤草 30g，雄黄 10g，鸦胆子 10g，乌梅炭 15g，猪胆汁适量。分别将白砒、明矾研细粉混合，小火煅制成白色易碎的块状物，将鸦胆子捣碎，其他药分别研细，上药混合取猪胆汁调匀，压制成片状，晾干备用。

外二号方：紫草、黄柏、黄连、黄芩各 30g，苦参、蛇床子、冰片各 10g，乳香、没药各 5g，重楼、穿山甲各 10g，共研细，高压消毒后加冰片密闭备用。

外三号方：麝香、枯矾各 10g，雄黄 8g，冰片 10g，硼砂 10g，青黛 10g，猪胆汁、白花蛇舌草、茵陈各 15g，百部、黄柏各 10g，铅丹 3g，重楼 10g，蓖麻油含猪胆汁制成栓剂，阴道给药每晚一粒，10 天为一疗程。

治疗方法

选择病例详细询问病史，做全面检查并详细记录，月经干净后 4～7 天上药，常规阴道消毒拭去宫颈黏液，阴道后穹隆部垫一凡士林纱布，以防阴道壁受药物腐蚀发生溃疡，药粉撒满穹隆，再用带线棉球压紧，以利固定，消炎制腐，隔日一次，3～4 天后药物开始溶解，宫颈病变部位组织受药物作用开始凝固、坏死，6～8 天后开始脱落，此时阴道大量排液，同时上药口服，未愈者可重复疗程。

　　现代医学认为宫颈癌早期行手术可提高五年生存率，中晚期手术效果差，特别是晚期患者，全身情况差，已不能耐受放化疗的打击，急需一种无毒副作用的药解除或缓解痛苦。上三方外治药具有清热解毒、软坚化腐、收敛生肌、止痛止血的功能，能抑制肿瘤组织的生长，使肿瘤组织退化脱落，改善局部症状。

　　由于我临床观察例数尚少，故此法尚须进一步观察。

治疗阴茎癌经验

阴茎癌是临床上并不少见的一类恶性肿瘤。笔者运用祖传五虎丹（古方名水仙丹）外用，内服菊藻萆薢丸治疗。

外用方药：五虎丹。白矾、芒硝各 180g，食盐 90g。烧炼降丹法，以炼成白色结晶为佳（可出丹 150～190g），敷于患处。具体操作：对溃疡型患者，用五虎丹结晶适量，调成糊状涂溃疡面上，可用万应膏覆盖；也可将米饭搓成两头尖的菱形，每支长 4cm，中间直径 0.3cm，阴干备用，用于突出皮肤、呈菜花状的肿瘤，可将其从瘤体基底平插入中央，瘤体面积大可分期插（待第一次上药处肿块组织坏死脱落后再上两次），之后可将生肌收敛的丹药如红升丹撒于疮面，用消毒纱布覆盖，每两天换一次，直至疮面愈合。

内服方药：野菊花、海藻、三棱、莪术、黄芪、金银花、紫花地丁、山慈菇、漏芦各 90g，紫草、黄连各 25g，蜈蚣 30 条，大黄 15g，红参 25g，萆薢 35g，土茯苓 35g。共研细为丸，每丸 6g 或 8g，日服 3 次，饭后 1 小时服。

五虎丹治疗阴茎癌的不良反应：局部疼痛，一般在上药 4 小时左右开始，持续 4～8 小时，轻者无须处理，疼痛剧烈可用镇痛药物止痛。

体会：根据中医学理论，五虎丹具有去腐拔毒的作用，除能在表面脱腐块外，亦能拔除体内的"毒素"，在临床上还具有使血管强烈收缩的作用，若肿块出血较甚，只要在局部放上适量粉末，即可达到快速止血目的。因此，我认为五虎丹用于肿块后，可使局部肌肉组织分泌物增多，这可能与治疗过程中很少出现明显的转移有密切关系。但其药用原理、治疗机制及配合内服菊藻䓖薢丸是否具有抗癌作用，还有待进一步探索。

乳腺癌肝转移案

肿瘤病情复杂，从潜证到显证是一个漫长的过程，大多数患者绝不是由寒、热、气、血、痰、毒、虚、劳、外感等单一因素所致，往往是多种因素胶着互结促成，故治之就要审时度势，攻补兼施，寒热并用，行气畅中，固先天之本而益后天或益后天而固先天之本。要对因、对症、对证、对病、对位、对时、对地域、对人等兼而顾之，要主次有序，最根本的目的是提高生存质量，减少痛苦，延长生存时限。这里维持生命是根本，祛邪是为了维持生命。至于祛邪多少，还要看生命的承受力，不能一味地祛邪，尤其是对于放疗、化疗或手术后的患者，一定要把握好患者身体变化状况，不能简单地认为肿瘤已除，仅扶正、提高免疫力就可万无一失。因为放疗仅涉及局部，对于整体邪正力量的对比状况是不明了的；而化疗是正邪不分，具体邪祛多少、正伤多少，是否改变了正邪力量的对比，还是一个未知数。至于手术后正定能胜邪，也是一种单方面的意愿，因为手术损伤了体内的组织结构，除组织局部需要整体力量的整合修复外，还面临因创伤可能导致的肿瘤转移复发问题。所以对肿瘤患者的中医治疗，除消瘤防变的基本法则外，对放疗之后的患者要进行抗辐射治疗；对化疗之后的患者要防止白细胞减少、胃肠道等不良反应；对手术后的患者要协助进行创伤后的组织结构修复等。现举 1 例中医药治疗乳腺癌转移的医案。

曲某，女，44 岁，藏族。2001 年 4 月 19 日初诊。患者于 1999 年 8 月查为右乳乳腺癌，行手术切除，为防止腋下转移，行淋巴结扫荡性根治术。至今右上臂尚肿，劳动后尤甚。1999 年 12 月 1 日腹部胀气不适，在州医院进行乳腺癌术后复查时，B 超发现肝包膜不光滑，右肝后上段及下段可见多个高回声光团，最大面积 22 毫米 ×32 毫米，周边见声晕，肝内管系走向部分紊乱，肝门静脉内径 9 毫米，胆管内径 5 毫米等，提示：胆囊壁毛糙，肝内占位性病变。为进一步确诊，12 月 1 日 CT 查肝右叶顶部及 V1、V2 交界区各可见一圆形低密度影，直径约 3cm，界限模糊。诊断：肝右叶两个转移灶。刻诊：右上臂肿胀，乏力，消瘦，腹部胀气，其他无明显不适。患者平素性格内向，喜生闷气，田间劳动时不能按时休息吃饭，有时体能消耗过多，有接触化肥、农药史，苔稍腻，质暗红，脉弦。据此则以扶正蠲毒、疏肝理气、软坚散结消瘤为法。

处方：瓜蒌 30g，制乳香、制没药各 7g，蒲公英 30g，炮山甲 9g，木馒头 30g，天葵子 30g，炒水蛭 3g，蟾皮 6g，石上柏 30g，龙葵 30g，藤梨根 30g，山慈菇 15g，制香附 15g，鸡内金 30g，斑蝥 1g，沉香 3g（分吞），三七 10g，雪莲花 20g，生姜 3 片，大枣 5 枚。25 剂，水煎服，日 3 次，100mL/ 次。

复诊（2001 年 6 月 28 日）。患者带来一周前的 B 超检查资料，肝轮廓清晰，形态正常，包膜光滑，肝实质回声致密，欠均匀，肝内管系走行正常，肝门静脉 10mm，胆管 4mm，提示：肝、胰、脾、腹腔周围未见异常回声，胆囊壁毛糙。因家属有疑虑，又做腹部增强 CT 检查，肝右叶及原病灶处未有明显异常发现。结论：与 1999 年 12 月 1 日 CT 片对比，肝右叶原转移灶处无异常发现，他处亦无明显异常。患者情绪良好，因病属乳腺癌转移，故在原方基础上加强了治乳腺癌的药物，一则巩固肝转移灶不再复发，二则防乳腺癌再次复发或转移。处方：瓜蒌 30g，制乳香、制没药各 7g，蒲公英 30g，炮山甲 9g，鹿角胶 30g，炒水蛭 15g，知母 10g，川贝母 20g，天花粉 20g，法半夏 10g，白及 10g，皂角刺 15g，金银花 30g，山慈菇 30g，莪术 15g，海藻 15g，夏枯草 15g，鱼腥草 30g，蜈蚣 3 条，制香附 30g。15 剂，煎服法同前。另有自制青连益肝丹（西红花、石上柏、斑蝥等），分 2 次吞服，每次 1 粒。

患者服药后情况稳定，效不更方，原方 15 剂再进，以资巩固。嘱其应继续治疗，注意情绪、饮食，劳逸结合以防生变。

按语：本案为转移癌，一定要抓住原位癌不放松，和贵章曾比喻：如同一棵松树长在山上，如果种子移种到河谷，尽管其处所不同，但仍然是松树，其特性不会改变。所以乳腺癌转位于肝，仍应以治乳癌的药物为导引，如瓜蒌、制乳香、制没药、蒲公英、炮山甲、老菱壳、鹿角霜等，加上治肝癌的药物如石上柏、斑蝥、山药、三七、沉香、蟾皮等合力歼之。抓原位癌是充分认识肿瘤的性质和特点，用针对性更强的药物，效果更理想。

口腔癌前病变

口腔癌约占头颈部恶性肿瘤的 80%，在我国以牙龈癌、舌癌、颊黏膜癌、涎腺癌、上颌窦癌、腭癌为常见。这些恶性肿瘤大多由口腔癌前病变发展而来。

口腔癌前病变是指口腔颌面部的某些病变，如口腔内常见白斑、红斑、扁平苔藓、乳头状瘤、慢性溃疡、黏膜黑斑及色素痣等。它们本身虽不是癌，但如果没有及早治疗，又受到各种不良刺激，就有可能发生癌变。

白斑：癌变率较高，多见于中年以上男性，尤其是吸烟者。白斑在口腔黏膜上表现为角化性白色斑块，表面粗糙，稍有隆起或明显高出黏膜，有皱纹或浅的裂痕，局部可有不适或异物感，甚至灼痛，可进行冷冻、激光或手术，并进行活体组织病理检查。

红斑：癌变率比白斑高 5 倍，红斑好发于舌腹部、颊黏膜和牙龈处，一般为黄豆或大白芸豆大小的圆形病变，表面鲜红、光滑，界限清楚，软而无触痛，以中老年多见。若红斑发生出血、变硬、溃疡，则为癌变表现，应对病理组织进行活检，同时应去除各种刺激因素，特别是戒除烟、酒等不良嗜好。

扁平苔藓：以女性多见，好发于颊黏膜处，呈白色条纹状，为上皮角化或过度角化病变，如果条纹变粗或萎缩，中间夹有红色糜烂面，且久治不愈，应活检定性，及时处理。

乳头状瘤：是来源于上皮的新生物，好发于舌、唇、颊和腭黏膜处。此瘤体积小，最大者如樱桃大小，有蒂或无蒂，一般无疼痛，可有角化。发生在白斑基础上的乳头状瘤则呈灰白色，常因机械刺激或细菌感染而有炎症反应。若瘤体生长加快，出现溃疡、出血、疼痛、其底变硬等时，则有癌变可能，应及早治疗，并做病理检查。

慢性溃疡：口腔内有久治不愈的溃疡，特别是固定在一个位置，如舌唇等部位，在去除刺激因素后仍不愈合，而且当溃疡周围组织增生、隆起，中心凹陷，呈火山口状，边缘及底变硬等时，应立即进行活检，以明确性质，对症治疗。

黏膜黑斑及色素痣：口腔黏膜黑色素斑多发生于颊黏膜、牙龈及硬腭处，约有 30% 的黑色素斑可发展成恶性黑色素瘤。另外，面部皮肤摩擦部位的黑色素痣，如有增大、发痒、破溃、出血或周围出现黑色"卫星痣"等恶变倾向时，应及时检查并进行治疗。

口腔黏膜腺癌案

余某，男，57岁，2002年9月因口臭、饮食时口腔灼热感而来请中医诊治。查：口腔上下颌线之两侧黏膜呈多个结节，表面不光滑，上覆灰白色假膜，压之微痛，颌下淋巴结及颈淋巴结轻度肿大。经省医院专科做病理切片检查，诊断为口腔黏膜腺癌。患者又到某医学院附属医院肿瘤科做病理切片复查，确认上述诊断，并服用抗癌药物加放疗20天。因病情持续恶化，患者极度衰竭，乃转来我处要求中医治疗。刻诊：患者只能吃流质食物，脘腹痞满，口苦，口臭，烦热气短，嗳气吞酸，纳呆便溏，怠惰嗜卧，体重肢痛，面色晦暗，形瘦而浮肿，口腔黏膜结节溃烂，苔黄厚腻，质淡红，脉濡细。证属中焦湿热，痰凝血瘀阻塞胃口，损及脉络，阳滞于上而阴涸于下。治宜清热利湿，理气和胃，化瘀软结，固本益气。方选平胃散加味：苍术、厚朴、射干、青皮各12g，茯苓、半枝莲各20g，藿香15g，黄连9g，重楼12g，穿山甲、川贝母各6g（研末冲服），西洋参10g，甘草3g。两日一剂，频频饮服。

患者服完4剂后，诸症均减，续守原方，随证加减，酌加扶正固本、补火生土之品。连服两月余，另用半枝莲、白花蛇舌草、藤梨根、黄芪、地丁草泡水代茶饮，并嘱其戒烟酒。随访六年余，患者口腔黏膜结节消失，颜色恢复正常，一切情况良好，并能参加轻体力劳动。

按：口腔黏膜腺癌早期常见口腔黏膜白斑，是癌变的前期突出表现，不能视为口腔一般疾病，应尽早采取中西医结合治疗。要重视西医的检查手段，中药治疗除用攻破之活血化瘀药物外，还要注意保护胃气。

治疗鼻咽低分化鳞癌医案一则

　　袁某，女，48 岁，农民。患者发现颈部包块呈进行性增大两年余，头痛，左侧面部麻木，右耳失聪，右眼失明近 3 个月，经多家医院治疗无效。2012 年 3 月，患者又去成都诊治，视力：左 1.0，右 0.01，右上眼睑下垂，眼珠突出，运动受限，角膜及面额部感觉减退，瞳孔散大约 4 毫米，眼底静脉充盈，眼底乳头边缘清，色白，黄斑色暗，中心凹陷反光消失，诊断为右眼视神经萎缩。X 片示：右侧颅底、眶底（蝶骨小翼附近）骨质破坏吸收，颅神经损害。鼻咽活检：鼻咽低分化鳞状细胞癌（晚期）。予以放化疗无好转而终止。

　　2012 年 8 月，患者开始发热，头痛，右耳疼痛流黄水，伴有呃逆、呕吐，病情严重，再次入院。胸片示：左胸第 4 肋间腋前线处有密度增高影。拟诊为鼻咽癌，癌肿转移肺部。对症治疗一周余无效。2012 年 9 月 2 日来诊，患者恶病质，面色青黄晦滞，呃逆，呕吐频繁，呕出物为黄色胆汁，脘腹胀痛，已十余日未解大便，口苦口臭，口唇焦燥，右侧头部剧烈疼痛，右耳疼痛流脓，口渴小便黄赤，舌苔黄黑相兼，厚而焦燥，脉数而实。患者湿热酿痰，痰热结聚乃成瘰病；久病助火伤阴，阴液不足，不能濡养清窍，故成鼻鳞癌，耳之失听，目之为失明；阴虚生内热，热毒伏于里，劫夺真阴，充斥三焦，致成津液竭绝之危候。治疗当以存津救危为旨，急则治其标，拟大承气汤以急下存阴，加西洋参，兼以左金丸、旋覆代赭汤清泻肝火，降逆和胃，三法并施，一通一降一补，直泻其火，并酌加滋阴生津之品。

处方：制大黄15g（后下），芒硝12g（冲服），枳实30g，厚朴30g，西洋参20g，吴茱萸4g，黄连10g，旋覆花15g，代赭石30g，沙参30g，姜半夏20g，竹茹20g，石斛、玄参各25g，天花粉40g，藿香10g，甘草、鲜生姜各5g。水煎，频频服用。

复诊：患者服2剂后下燥屎数块，后渐软，呃逆、呕吐大减，且渐能食稀粥。继予上方，去大黄、芒硝，加麦冬30g，粉葛根20g，砂仁6g，紫苏、黄芪各15g。饮2剂后，患者呃逆、呕吐未再发作，耳脓已尽，但腹仍胀痛，大便又燥结，纳差，口渴，舌苔白黄兼黑而燥，脉数实。此为阴液过伤，肝胆火盛，治以通腑泄热，增水行舟，清肝泻火，降逆和胃。处方：生地黄、玄参、虎杖各25g，麦冬30g，石斛15g，制大黄10g，枳实、厚朴各20g，郁金、吴茱萸、黄连各5g，旋覆花15g，代赭石30g，姜半夏20g，西洋参、山楂、神曲各15g，天花粉、竹茹各25g，辛夷12g，盘羊角6g，生姜5g。2剂，水煎服。

复诊：2012年10月3日。患者大便通利，腹胀消除，食纳增加，无呕吐、呃逆，口渴减轻，头已不觉晕痛，精神大振，已能下床活动，舌黄、黑苔已消失，现苔白干，少津，脉细数。患者自服中药以来，未再输液，未用其他西药。今热势大去，但余热未清，津液未复。治拟养阴清热，益气生津，排除毒邪。方以竹叶石膏汤、益胃汤化裁。处方：淡竹叶、重楼各 10g，石膏、知母、生地黄、玄参、紫花地丁、玉竹、麦冬、石斛、黄芪各 20g，沙参 30g，辛夷、谷芽、隔山撬各 15g，黄连 5g。

患者连进上方 4 剂后诸症悉减，并嘱继服中药，仍守上方药加米百合、白芷、天麻各 20g，浙贝母、全蝎各 12g，盘羊角 6g，共研细服 20 天以巩固疗效。

患者服药 3 个月，体重增加，精力大复，已能做家务事。2013 年 5 月 20 日，患者去省医院复查，未见恶变鳞癌，且右眼球较前活动增加，视力亦有所提高。

注：用麝香 1g，75% 酒精 20mL，将麝香溶于酒精内，贮于瓶中，勿令泄气，密封 5 天后备用，用消毒棉签洗耳内脓液及鼻，再取麝香酊一二滴，用滴管滴入耳、鼻内，然后用消毒棉球塞于外，每日一次。

脑瘤治验

朱某，男，55岁，2008年9月2日初诊。患者阵发性头痛、目眩、呕恶4个月，双目视力逐渐减退，1个月前经华西医院检查，诊断为室管膜瘤Ⅱ级。经手术开颅，但肿瘤未能摘除即缝合，出院时被认为多则存活5个月，遂前来求诊。现症：头晕，时有刺痛，视物模糊不清，神疲乏力，情绪低落，口干不欲饮，夜寐欠佳，舌淡红苔少，边有瘀点斑，脉沉细缓。

辨证：气阴两虚，瘀阻弦脉，痰浊涸结。

治法：益气养阴，化瘀散结，标本兼治。

处方：炙黄芪40g，天冬15g，赤芍、红花、酸枣仁、当归、川芎、白芍各10g，紫丹参30g，三棱、莪术各20g，全蝎、三七、红参各6g（研细冲服），红景天15g，钩藤、天麻各9g。水煎服，两日一剂。

二诊：患者服药5剂后，头痛、口干、夜寐好转，但视力极差。守原方加桑椹、夜明砂、石决明各20g，以增强养肝明目、散瘀消积之功。

三诊：患者服上药10剂，头痛消失，夜寐如常，两目视力增强，舌淡红，苔薄，瘀斑稍退，无明显自觉症状。

遂改用自拟消瘤方：全蝎、壁虎、土鳖虫、白参各 30g，三七、天麻各 40g，水蛭、盘羊角各 15g，麝香 1g，贝母、麻黄各 10g。上药共研细末，每次 1.5～2g，每日 3 次，开水冲服，或用胶囊装服，服 1 个月左右，共配制 4 剂。

患者经治疗 6 个月后，视力基本恢复，头部没有任何不适感。追访 1 年，患者已能参加劳动，一切正常。

本例患者颅内肿瘤为病理之标，气阴不足为病理之本。根据《内经》"结者散之""虚者补之"之意，法当标本同治，扶正祛邪。患者系久病术后脑部精血受损，髓海失养之头目眩晕，应益气养阴治其本，化瘀散结，搜络除痰。因痰与血同属阴，易于胶结凝固，可继用丸（散）方图治，以除恶瘀之血，从而收到瘀化气行、结散肿消的治疗效果。

浅谈脑瘤的治疗

《素问·举病论》言："寒气客于小肠膜原之间，络血之中，血泣不得注入大经，血气稽留不得行，故宿昔而成积矣。"此处指出肿瘤的成因与"血气稽留不得行"有关，张仲景在《伤寒论》中描述过"头痛、呕吐者，吴茱萸汤主之"，头痛、呕吐都是脑瘤的症状，故笔者认为可用仲景温阳降逆之法治疗脑瘤。

我们在治疗的十多例病例中观察到，若脉络瘀阻，络破则血瘀，宿昔成积，或血瘀后，血不利则为水（俗称为水瘀），瘀阻脑部，就成脑梗死、脑水肿、脑出血，或痰水湿瘀积，形成脑瘤，引起脑组织的损伤，从而出现头痛、呕吐、抽搐、半身不遂、失明等症状。

根据临床 60 余年经验，笔者摸索出了治疗脑瘤头痛的方子——消积止痛散。

《素问·举病论》曰："寒气客于脉外则脉寒，脉寒则缩蜷，缩蜷则脉绌急，绌急则外引小络，故卒然而痛，得炅则痛立止。"头为诸阳之会，是阳气最旺盛的地方，但为什么抵不住寒冷呢？这就要从脑瘤的形成谈起。寒是脑瘤产生的主要致病因素，寒也是疼痛产生的主要原因，寒邪会引起血脉不通，谁主血脉呢？是心，痛与心又有什么关系呢？因为心为阳中之阳，如果阴盛阳衰，阳气不足，血水内结，血与寒而成积，积血不行，则不通则痛。痛的原因找到了，归根结底在于寒，那么就是阳气不足，所以治痛应以破阴回阳而治之。

头痛是脑瘤的一大症状，能否缓解头痛是取得患者信任的一把钥匙，也是患者能否继续治疗的关键。若辨证用药失误，患者失去了治疗信心，就会放弃治疗。在这一方面我是有深刻经验教训的，因而发掘、探讨、研究出一个有效方剂，是一个重要的任务。我曾苦觅古方，寻求仙丹妙药，后在临床中发现，流传于民间的"追风散"是治疗脑瘤的有效方剂，此方原载于宋代《太平惠民和剂局方》，书中详细讲到该方有祛瘤疾、除沉疴、祛风化积等效果。到了明代，龚廷贤所撰的《寿世保元》"头风门顶"也记录了该方，且都是原药味、原剂量，皆称治头痛为奇功。

我在实践基础上，发现追风散加味后疗效更佳，并将该方命名为"范氏化积止痛散"或"述方化积止痛散"。组成：制川乌 15g，制草乌 15g，石膏 35g，川芎 35g，白芷 20g，人参 20g，甘草 20g，天麻 40g，白附片 30g，乳香、没药、蒲黄各 25g，辛夷 30g，细辛 10g，荆芥穗 30g，防风 35g，麻黄 20g，羌活 30g，全蝎 20g，僵蚕 25g，地龙 35g，红景天 40g，明雄黄 15g（研末入药），天南星 12g，水蛭 20g。上药共研细末，蜂蜜为丸服 25 天，日服 3 次，服 3 个月。

川乌、草乌制法：生姜、陈皮、甘草、白矾共煎煮1小时，取出二乌晒干，即可用。

制二乌大辛大热，通行十二经络表里、内外，破沉疴，除痼疾，祛伏邪，透表里；芎、芷、防、荆、羌、辛、夷（严重时可加麝香）芳香透窍，直入脑部，行上升窍，疏风化湿；天麻、天南星、附子、红景天化积定风；石膏甘寒清热，防热燥烈之过；雄黄解毒消瘀；乳香、没药、蒲黄化瘀定痛；诸虫深入血分搜剔伏邪；白芷一味又称植物麝香，芳香通七窍，与川芎、天麻相配，专治头痛；麻黄微辛，破阴回阳，其尚能发掘下焦之阳，达皮毛之窍，凡空隙之处皆可锐而入之，故麻黄有破冰解瘀之功效，配诸药，特别针对寒积胶结、湿浊血瘀深伏不出引起的头痛。全方因势利导，引伏邪外透。

述方化积止痛散引药直入脑窍，破其积滞，通行十二经络表里内外，通经活络，祛痰结以定风，对暴性头痛，服之可效，并可使积聚缩小，另可同时进行局部中药外敷。

【附：脑瘤丸】

处方：辛夷、麻黄、附子、细辛、山茱萸、金钱白花蛇、水蛭、人参、甘草、重楼、山慈菇、全蝎、蜈蚣。

功能：扶阳温热，消坚化瘀，通利九窍，消肿散结。

主治：各种类型脑积水、脑瘤、脑膜瘤，脑部手术后复发。

禁忌证：不适宜手术治疗的脑瘤如脑干肿瘤。

方解：麻黄、金钱白花蛇为开利肺气、通调水道的要药，消除癥瘕积聚，又能深入积痰凝血之中，消坚化瘀，通血，通便，通尿，通窍，通汗。附子为纯阳之品，有雷霆万钧之力，破阴回阳，附子、辛夷、全蝎、蜈蚣、麻黄相伍为用，对脑瘤可发挥攻坚消瘀、扶阳化阴、宣通开窍、温通血脉、消散肿块、破阴回阳、辟秽开络的作用。山茱萸能收敛阳气，固涩滑脱，通利九窍，流通血脉。山慈菇、重楼消肿散结，为治疗脑瘤之要药。

治疗白血病案一则

董某，男，23岁，2000年2月19日初诊。患者近半年来上腹部疼痛反复发作，以凌晨2～3时左右为甚，每次发作与饮食、季节无明显关系，无恶心、呕吐、反酸、呃逆、便血史。此次上腹部持续疼痛2天逐渐加重，从县医院转省医院就诊。

查体：体温39℃，脉搏94/分钟，呼吸25次/分钟，血压80/30mmHg。上腹部剑突下轻度压痛。入院3天，血红蛋白和白细胞进行性下降。骨髓穿刺检查：骨髓增生活跃，以红细胞系统增生为主，粒红比例倒置为1：1.3。诊断：红白血病。患者住院经抗感染、输血、对症处理，血压好转，建议外出治疗而出院，前来余处诊治。

刻下：面色苍白，唇无华，头晕目眩，气短懒言，食欲不振，心悸，怔忡，腹部疼痛，面部和足踝关节部浮肿，畏寒肢冷，便秘，脉浮大无力，舌淡苔白。此乃气血俱虚、五脏虚损所致。急宜大补气血佐以温阳，选用十全大补汤加味。处方：红参30g，黄芪60g，当归、熟地黄各15g，川芎、茯苓、白术、桂枝、大枣各12g，白芍30g，红景天、谷芽各10g，生姜5g，石斛9g。水煎频服，4剂。患者服药后前症均见缓解，食欲大增，大便已解，精神倍增，但仍畏寒腹痛，守原方去桂枝加附片12g（先煎），肉桂6g，鹿角胶5g（研末冲服）。服15剂后，患者血细胞明显回升，食欲较前增，体力明显好转，大小便正常，但上腹部时有隐痛，脉微弦。此系肝血不足、失于疏泄所致，用疏肝理气、养血和营法。予柴胡疏肝散加减。处方：柴胡、广木香、香附、郁金、白术、茯苓、炒川楝子、枳实各12g，川芎、延胡索、甘草各10g，五香藤20g，当归15g。患者服3剂后腹痛消失。后用十全大补汤和柴胡疏肝散两方加减交替服，调治4个月。其间，增加虎杖、夏枯草、何首乌、丹参各20g，仙鹤草30g，清热解毒，活血散结；用砂仁10g，山楂、神曲、隔山撬各30g，炒莱菔子12g，消上腹部胀闷感；加龙骨、牡蛎软坚治汗。患者服药4个月后外周血检查已无幼稚细胞，停药观察。随访3年，患者仍健康。

急性白血病的中医治疗

白血病是一类造血干细胞恶性克隆性疾病，骨髓其他造血组织中任一系列白细胞及其幼稚细胞呈肿瘤性增殖，浸润全身各种组织与脏器，对儿童及青壮年危害最大，急性者具有起病急、发热、出血、消瘦、肝脾淋巴结肿大及死亡率高的特点。

白血病在中医学里属于"虚劳""血证""癥积"等范畴。由于常有发热，故有称为热劳者；如不及时治疗，易在短期内死亡，故有称为百日劳者；绿色瘤可称为恶核。慢性白血病则属于中医的"虚劳""瘰疬积聚""痰湿瘀毒热滞于血液"等范畴。各类白血病的共同临床表现，按发生机制可由于正常造血细胞生长减少，导致发热、感染、出血和贫血；也可由于白血病细胞浸润导致肝、脾、淋巴结肿大及其他器官病变。症状的缓急主要取决于白血病细胞在体内的积蓄速度和程度。下文重点介绍急性白血病的中医治疗。

中医学认为本病原因为热毒或瘟毒，亦称为邪毒。邪毒入髓伤血，引起血瘀，表现为骨痛、胸骨压痛、肝脾肿大、骨髓中白血病细胞极度增生、舌质紫暗等。瘀血不去则新血不生，故可致贫血或血虚，表现为面色苍白、头晕、心悸、舌质淡等。气为血之帅，血为气之母，在血虚的基础上可出现气虚，表现为乏力、气短、懒言、多汗、舌有齿痕、脉细或沉细。气属阳，血属阴，气血两虚日久，可导致阴阳两虚，表现为手足心热、低热、盗汗、舌质红、脉细数的阴虚证，以及怕冷、四肢凉、自汗、便溏、苔白、脉细无力的阳虚证。阴阳两虚可进一步发展到阴阳两竭，亦可导致全身衰竭。这是白血病的发展过程，如治疗及时，则病可缓解或长期缓解。

发热和出血是白血病的两个常见症状，其机制如下。

本病的发热原因：①邪毒内发：亦即白血病所致的发热，又名白血热；②外感或感染：因本病患者常有气血两虚，气血为人体正气的重要组成部分，血气虚者正气亦弱，中医学认为"邪之所凑，其气必虚""正气内存，邪不可干"，可见正气对人体防御功能的重要性，本病正气既虚，故易感染外邪而发热；③阴虚及血虚：两者皆可生内热；④阳虚：晚期患者可出现阳虚发热。白血病的发热以前三者为多见。

本病出血原因：①血瘀：可使血不循经而出血；②血热：实热及虚热皆可使热伤血络，或迫血妄行而出血；③气虚：气虚则不能摄血，可引起出血。白血病的出血常为综合原因，但往往有主因及次因，要详加分辨。

综上所述，可见白血病的病机为正虚邪实，虚实夹杂，初期以实为主，后期以虚为主，是一种造血系统的恶性肿瘤，其中急性白血病与中医"急劳"的证候相似。

治疗原则

1. 扶正与祛邪结合：白血病常表现有正虚邪实之象，正虚表现为气虚、血虚、阴虚、阳虚，根据不同的虚象，给予相应的补益。如气阴两虚者，应益气养阴；气血两虚者，应益气补血；阴阳两虚者，应滋阴助阳。邪实主要指毒和瘀，因此祛邪不外解毒化瘀。扶正与祛邪两者结合进行，但在病程的各阶段，应有所偏重，如诱导缓解阶段，宜以祛邪为主；巩固维持阶段，宜以扶正为主；早期患者虚象不著，以祛邪为主；晚期患者虚象较重，以扶正为主。祛邪与扶正关系密切，相辅相成，正确掌握祛邪能有助于扶正，有效的扶正治疗也有利于祛邪。祛邪是针对毒和瘀，可认为是局部治疗，扶正是调理全身功能，可认为是整体治疗，两者必须结合。

2. 辨证与辨病结合：辨证是根据患者的临床症状，按中医的理、法、方、药辨证论治；辨病是根据现代医学对本病的认识和检查所见，在辨证论治处方用药中，加用一些针对性的药物。如本病属于恶性肿瘤，可用些具有抗癌功效的传统中草药和藏药；有感染者，可根据感染性质，选用有抗感染作用的传统中草药和藏药。只有辨证与辨病相结合，才能提高疗效。

3. 传统中医与藏医结合：对进行化疗、服用西药者，应做到将传统中医和藏医有机地进行结合。

辨证论治

1. 解毒抗癌：本病的病因为邪毒，性质属于恶性肿瘤，在疾病的初期或复发期，可重点使用具有解毒抗癌功效的中药，常用者有金银花、白花蛇舌草、半枝莲、山豆根、黄药子、朱砂莲、山慈菇、重楼、猫爪草、青蒿、蒲公英、拳参、红藤、雪胆、龙葵、土茯苓、雪茶、灵芝、紫草、仙鹤草、紫苏、紫荆花、水牛角粉等。

2. 活血化瘀：瘀血是本病的主要病理变化，针对瘀血的临床表现，用活血化瘀法治疗，促使病理状态恢复正常，也是治疗当中一个重要环节。此法除用于瘀血症状明显者外，还可与解毒抗癌药合用。常用活血药有桃仁、红花、当归、赤芍、川芎、丹参、三棱、莪术、乳香、没药、水蛭、地龙、红景天、土鳖虫、月季花、红毛七、急性子、郁金、凤仙花、鸡冠花、芙蓉花、玫瑰、鸡矢藤等。

3. 补养气血：本病患者常有气血两虚的临床表现，在此基础上容易招致感染，因此补养气血也很重要。补气包括补脾肾，补血则包括了补心和养肝。本法可用于贫血较重者，或者用于巩固和维持治疗效果阶段，也可配合化疗药使用。补气药有人参、党参、黄芪、黄精、白术、大枣、浮小麦等；补血药有当归、白芍、雪莲花、丹参、阿胶、紫河车、熟地黄等。

4.调理阴阳：阴阳平衡失调也是本病发生的基本病机，调理阴阳，促使机体健康状况恢复非常重要。补阴主要是补肝肾之阴，补阳主要补脾肾之阳，此法常用于巩固或维持治疗效果阶段，也可配合化疗使用。补阴药有熟地黄、首乌、枸杞子、女贞子、天冬、麦冬、玄参、龟甲、桑椹、石斛、冬虫夏草、百合、龟甲胶；补阳药有菟丝子、补骨脂、仙茅、淫羊藿、肉苁蓉、锁阳、山茱萸、巴戟天，少数可用附子、肉桂、鹿角胶等。

以上四法根据治疗的阶段和患者临床表现不同，按病辨证大法用药，前两者为祛邪，后两者为扶正，祛邪与扶正常联合使用。目前中医对本病辨证论治的大法中，多采用分型论治，但若分型少，不能综合概括疾病，分型多，则又嫌烦琐；分型的方法有按病因、气血、脏腑、阴阳、经络等法，很不统一；况病情既可变化，分型也不恒定，型与型之间又有交叉，这是分型论治中存在的问题。虽然分型不同，证候可变，但其治法多不脱离上述范畴。以上四种治法是笔者在临床多年总结的对本病治疗的主要法则。

选方用药

治疗急性白血病，常选用下列方加减运用。

1.连花清瘟饮：连翘、金银花、炙麻黄、炒杏仁、石膏、板蓝根、贯众、鱼腥草、藿香、大黄、薄荷、甘草等。

2.桃仁四物汤、血府逐瘀汤、膈下逐瘀汤、七厘散方等。

3.八珍汤、十全大补汤、保元汤、当归补血汤、人参归脾汤、阿胶鸡子黄汤。

4.左归饮、右归饮、封髓丹、金匮肾气丸。

5.三才封髓丹加味：党参、山慈菇、生地黄、熟地黄、天冬、麦冬、黄柏、栀子、紫河车。

发热的治疗

发热以急性白血病患者为多见，其辨证有外感发热（感染）、邪毒内发、阴虚发热、血虚发热、阳虚发热五种，治法如下。

1.外感发热：起病时多有恶寒或寒战、身痛，此时热毒较高，往往可找到感染部位。总的治疗原则：在表宜解，在气者宜清、宜泻，在营、在血者宜凉。由于本病患者正气多虚，故宜注意扶正。此外，外感发热还可用清热解毒药，如金银花、连翘、板蓝根、黄连、青蒿、淡竹叶、石膏、黄芩、栀子、重楼、黄芪、水牛角粉或盘羊角粉，再根据感染原因或部位用药选方，具体如下。

（1）感冒发热：常用银连翘散、桑菊饮、防风解毒汤、竹叶柳蒡汤。

（2）口腔及咽部感染：常用黄芩、朱砂莲、山豆根、马勃。方选普济消毒饮、三黄石膏汤、六神丸。

（3）肺部感染：常用石膏、黄芩、鱼腥草、贝母、败酱草、百部、肺筋草。方可用麻杏石甘汤、千金苇茎汤、桔梗汤等。

（4）泌尿系感染：常用知母、地龙、黄柏、栀子、石韦、滑石、灯心草、瞿麦、萹蓄、土茯苓、滑石、海金沙等。方可选用八正散、五淋散。

（5）肠道感染：石榴皮、金银花、白头翁、秦皮、广木香、马齿苋、文蛤、槟榔等。方可用葛根芩连汤、白头翁汤、香连丸、乌梅丸等。

（6）软组织感染：主要有蒲公英、紫花地丁、天花粉、金银花、连翘、玄参、黄柏、栀子、牡丹皮、重楼等。方可选用黄连解毒汤、银花解毒汤、五味消毒饮；局部可敷如意金黄散，也可用我自制的蒲公仙人玉容膏。

（7）败血症：主方用清瘟败毒饮、黄连解毒汤等，加紫草、西洋参、白茅根、阿胶、龟甲、鳖甲、雪莲花等，并须注意加扶正的药物。

2.邪毒内发：其特点是发热在白血病恶化时出现，血液及骨髓中的幼稚细胞增多，找不到感染灶，治宜清热解毒化瘀，用金银花、连翘、贯众、板蓝根、紫草、石膏、虎杖、红景天、知母、重楼、白花蛇舌草、半枝莲、青蒿、鳖甲、桃仁、黄芩、川芎、地龙、红花、水蛭、生地黄、水牛角等。

3.阴虚发热：表现为低热，手脚心热，盗汗，大便干，舌尖红，脉细数，治宜滋阴退热，药选用当归、女贞子、墨旱莲、地骨皮、银柴胡、鳖甲、青蒿、知母、雪茶、灵芝、寒水石、玄参、白茅根，方剂可用清骨散、青蒿鳖甲汤等。

4.血虚发热：表现为低热，面白，唇淡，手足心热，贫血重，舌质淡，脉滑数，治宜补血退热，药选用黄芪、当归、白芍、熟地黄、生地黄、阿胶、牦牛胆、雪茶、白薇、地骨皮、西洋参、青蒿，方可用当归补血汤、阿胶鸡子黄汤。

5.阳虚发热：表现为发热而不觉热，气短懒言，怕冷，四肢不温，自汗，面色苍白，便溏，舌边有齿痕，苔白，脉细数无力，治宜补中益气，养血除热，用药选甘温之品，如党参（红参）、黄芪、白术、砂仁、茯苓、炙甘草、当归、红景天、龟甲胶、柴胡、霜桑叶等，方剂可选用补中益气汤、小建中汤加减。前者用于以气虚为主者，后者用于以阳虚为主者。

根据我多年临床经验，以上发热可同时存在，治疗时应灵活并治，其中外感发热和邪毒内发是治疗发热中的重点，治疗同时佐以调理气血之品。

出血的治疗

出血是急性白血病的常见症状，从前文已知，本病的出血原因不外血热、气虚及瘀血三种。对于出血轻者，在治疗白血病的药物中加入止血药；出血重者须根据出血病因和症状辨证施治，治疗大法如下。

1.血热出血：由虚热引起者，出血缓起，量少，色鲜红，每有低热，手脚心热，盗汗，舌质红，脉细数；由实火引起者，出血骤起，量多，色鲜红，每有高热，舌苔黄燥，脉数有力。两者皆可凉血清热止血，药用如生地黄、玄参、牡丹皮、赤芍、栀子、茜草、藕节、血余炭、紫草、墨旱莲、水牛角、牦牛胆、犀角、白茅根、黄芩炭、炒黄连。虚热者尚须用滋阴药，实热、实火者尚宜用泻火药，前者用犀角地黄汤、大补阴丸、茜根散；后者可用泻心汤、龙胆泻肝汤、竹叶石膏汤、十灰散等。

2.气虚出血：出血缓起，连绵不断，量多少不定，色淡，下部出血居多，并有乏力、气短、面白、唇淡，或有体寒怕冷，苔薄白，舌质淡，脉沉细无力，治宜补气摄血。补气药有黄芪、党参（白人参）、白术、红景天、黄精、大枣、佛掌生等，治疗时可结合止血药，如墨旱莲、仙鹤草、阿胶、十灰散、血余炭、女贞子、鸡冠花等，方剂可用补中益气汤、十全大补汤、黄土汤等。

3.血瘀出血：出血渐起或骤起，出血范围广，血色紫暗，皮肤有紫黑色斑或融合成片，胸骨压痛明显，舌质紫暗，治宜活血化瘀，药物有当归、川芎、赤芍、丹参、三七、鸡血藤、水蛭、五灵脂、蒲黄、炒红花、红景天、雪莲花等，并与止血药同用。方剂有桃红四物汤、失笑散等。

治疗出血除根据出血原因选方用药外，还须按出血部位而用药。

1. 肺经出血：包括鼻出血和咯血，多为血热引起，用黄芩炭、黄连炭、栀子炭、白茅根、仙鹤草、白及、川贝母、百合等。实热者泻肺清热，可用泻白散、桑杏汤、黄连阿胶汤；虚热者滋阴清热，可用沙参麦冬汤、清燥救肺汤；鼻出血者可用大蒜捣泥包足心，15～20分钟，左流包右，右流包左，鼻血多者用填塞止血法。

2. 胃经出血：包括呕血和牙龈出血，多为血热引起，药用石膏、知母、制大黄、黄连、天花粉、海螵蛸、白及、川贝母、土鸡蛋壳等。实热者宜清胃泻火，用泻火汤、十灰散、加味清胃散、玉女煎等；虚热者宜滋阴清热，用茜根散。胃出血还可用白及、海螵蛸、川贝母、三七共为粉调服。牙龈出血可用地骨皮、硼砂，白茅根、五倍子、生地黄煎水含漱。

3. 肝经出血：如球结膜或眼底出血，多为血热引起，药用龙胆草、栀子炭、黄芩炭、菊花、枸杞子、牡丹皮、石决明、郁金、青葙子、丹参、虎杖等。实热者清肝泻火，用龙胆泻肝汤、丹栀逍遥散；虚热者滋阴清火，用杞菊地黄汤、明目蒺藜丸、大补阴丸等加减。

4. 便血：多为脾不统血，可用归脾汤补脾摄血或用椿根皮、鸡厥草各30g，乌梅、石榴皮各9g，仙鹤草、藕节、生地黄炭各 20g，姜炭 5g 煎服。

5. 尿血：多为血热引起，药用大蓟、小蓟、白茅根、藕节、紫草、琥珀、石韦、金银花炭、地龙等。实火者清热泻火，用小蓟饮子；虚火者滋阴清火，用大补阴丸。简易方可用白茅根、金钱草、兔耳风各 40g，大蓟、小蓟、水灯草各 25g，煎汤服。

6. 月经过多：气虚所致者宜补气摄血，用归脾汤或补中益气汤或十全大补汤加阿胶、仙鹤草、雪莲花、鸡冠花、墨旱莲、女贞子、龙骨、牡蛎；血热所致者宜清热凉血，用知柏地黄汤或犀角地黄汤加减。简易方：血余炭、棕榈炭、金银花炭各 12～15g，贯众 30g，海螵蛸 12g，当归炭 15g。水煎服，每日 3 次，或共研末，每次 3～5g，日 3 次。

7. 皮肤出血：血热引起者宜清热凉血，用水牛角地黄汤合十灰散；气不摄血者宜补气摄血，用归脾汤。临证辨证施治，灵活运用加味。

8. 颅内出血：肝火上冲者，可用清肝平火泄热之法；血热引起者宜清热凉血；昏迷者加用安宫牛黄丸或至宝丹清热开窍。总之要中西结合，辨证论治，可用桤木皮 60g，川牛膝 30g，石枣子、接骨草各 20g，水煎频服。

9. 弥漫性血管内凝血：多因瘀血引起，宜化瘀止血，药用当归、水蛭、血竭、赤芍、生地黄、玄参、桃仁、红花、三七、茜草、蒲黄炭、川牛膝、伸筋草、仙鹤草、白茅根、苏木等，方剂用桃红四物汤、失笑散、血府逐瘀汤等。

10. 各种严重出血：急时用大蓟、小蓟、藕节、生地榆、仙鹤草各 50g，墨旱莲、生地黄、血余炭各 20g，水煎服。

以上除根据出血病因和部位选方用药外，上部出血宜引药下行，加用牛膝、降香、代赭石、木瓜、续断等；下部出血宜固涩升提，加用升麻、柴胡、荆芥穗炭、煅龙骨、牡蛎、花蕊石、地榆等；出血期宜止血，血止后宜益气补血滋阴，做善后调理最重要。血与气关系密切，止血时应兼顾气，益脾肾，以免血气脱，继而无阳。

贫血的治疗

白血病导致贫血的原因，前已言之，是由于瘀血不去、新血不生所致，而瘀血又由邪毒引起，故重度贫血的治疗应在解毒祛邪、祛瘀生新的基础上加补气养血、补肾生髓健脾之品，药如人参、黄芪、当归、川芎、白芍、阿胶、砂仁、鸡血藤、女贞子、五灵脂、补骨脂、首乌、黄精、枸杞子、巴戟天、山豆根、重楼、白花蛇舌草、熟地黄、贝母、冬虫夏草等。

白血病并发神经系统疾病的治疗

随着急性白血病病情的进展，会出现中枢神经系统的症状，应引起重视，其症状表现为头痛、眩晕、呕吐、颈项强直，甚至昏迷、抽搐。这是由于邪毒泛滥，侵及厥阴，肝阳上逆，上扰清窍所致，此时病情重笃，急则治其标，治宜平肝降逆，药用当归、白芍、雪茶、天麻、钩藤、蒺藜、代赭石、羚羊角（或盘羊角）、石决明、石菖蒲、矾郁金、陈皮、竹茹、半夏、天竺黄等。抽搐者用止痉散（全蝎、蜈蚣）加地龙；昏迷者可用安宫牛黄丸等。

白血病并发肝炎的治疗

急性白血病并发肝炎可分两类，一为化疗药物引起的中毒性肝炎，治宜解毒养肝，可用绿豆、鱼腥草各60g，甘草、土大黄各9g煎服，汤药用柴胡、茵陈、当归、首乌、虎杖、赤芍、丹参、红景天、郁金、川楝子、香附、泽泻、青皮、焦三仙；二为输血引起的传染性肝炎，宜解毒养肝，清热利湿，代表药用栀子、茵陈、黄柏、黄芩、板蓝根、紫草、满天星、丹参、牡丹皮、白芍、茯苓、车前子、香附、郁金等。两者皆可用五味子、枸杞、赶黄草、马鞭草。

骨髓抑制的治疗

患者化疗后如出现骨髓抑制，可按"肾主骨生髓""脾统血"的理论，从补肾入手，兼补气血，益脾胃。以阴虚证候为主者，以补肾阴为主，兼补肾阳，可选用枸杞子、冬虫

肿瘤临证经验及验案

夏草、女贞子、熟地黄、阿胶、首乌、黄精、补骨脂、山茱萸、巴戟天、桑椹、黄芪、当归、鸡内金。以阳虚证候为主者，以补肾阳为主，兼补肾阴，健脾胃，可选用熟地黄、鹿角胶（或鹿茸）、女贞子、龟甲、首乌、菟丝子、麦冬、米百合、补骨脂、仙茅、淫羊藿、巴戟天、肉苁蓉、黄芪、当归、杜仲、砂仁。阴阳两虚并见者，可滋阴助阳并重。

白血病伴发口腔溃疡治疗

白血病患者在化疗期间，常出现口腔溃疡，多属阴虚火旺，治宜滋阴降火，药用生地黄、玄参、水灯草、麦冬、石斛、石膏、知母、栀子、牛膝、牛耳大黄、淡竹叶、天花粉、马勃、青黛。因心火上炎者，用导赤散；因胃火上冲者，用清胃散或玉女煎。局部可用自制砒枣散、化腐生肌定痛散等，并用紫草、五倍子、乌梅、黄精、黄芩、贯众，用洗米水泡，煎汤含漱口。

白血病对症用药

1. 白细胞过高者选用龙胆草、贯众、马鞭草、忍冬藤、青黛、雄黄、寒水石、赤小豆、夏枯草。

2. 白细胞过低者选用党参、白人参、女贞子、山茱萸、红景天、紫河车、鸡血藤、冬虫夏草、丹参、黄芪、何首乌、石膏、红枣、雪莲花、菌灵芝。

3. 血小板过低者选用黄精、玉竹、石斛、仙鹤草、三七、卷柏、鸡冠花、土大黄、阿胶、花生米衣、五香藤。

4. 贫血重者选用黄芪、红参、当归、熟地黄、紫河车、阿胶、冬虫夏草、雪莲花、黄精、谷芽、麦芽等。

5. 肝脾明显肿大者选用桃仁、红花、水蛭、赤芍、白芍、香附、郁金、三棱、莪术、鳖甲、卷柏、牡蛎、苦荞头、隔山撬、砂仁。

6. 淋巴明显肿大者选用夏枯草、黄药子、山慈菇、全蝎、蜈蚣、重楼、川贝母、海藻、昆布、玄参、乳香、没药、白芥子、急性子。

总之，中医对白血病的治疗内容丰富，是个医学宝库，有肯定的疗效，副作用少，中西医结合并用可以提高疗效，但白血病的治疗难度较大，还要不断摸索经验，逐步总结提高疗效。只要努力继承祖国医学遗产，坚定地走中西医和民族医药相结合的道路，白血病的治疗一定能有所突破且见实效。

注：文中方剂皆为古方，内容从略。

127

诸症互参，双向调节

　　整体观是中医理论体系的基本特点之一，治疗上强调因时、因地、因人制宜。无论外感或内伤疾病、肿瘤……必然会与这个或那个脏腑的经络气血津液有关，所以脏腑辨证又是上述各种辨证的基础核心。以中医基础理论为基础，在辨证论治原则的指导下，理、法、方、药在外感病及内伤杂病中的具体应用，要根据整体观的理论，治病应当时刻结合患者体质，用辨证思维诊治疾病。

　　中医学的形成和发展经历了悠久的历史，是我国人民同疾病长期斗争的实践结果和经验总结。在全身望诊中，通过望神色与形态便可大体得知病情之轻重、疾病之虚实，但单纯的局部望诊不能判定患者的阴阳、气血、津液、脏腑功能的失衡状态，对于局部望诊所获得的资料一定要与整体情况相结合进行判断。

　　整体情况包括患者平素症状，临证时表现的体态、神态、言语、动作等；局部情况多包括面部、头发、口唇、舌、苔、咽喉及全身皮肤、四肢活动情况等，例如对眼神、巩膜色、口唇、舌、苔、咽喉及全身皮肤的颜色辨识，要根据患者的精神状态、面色相关症状综合评定，掌握好辨证论治。

双向调节，生命智慧

中医流传千年，对临床的追求以"阴平阳秘，精神乃治"——调整阴阳平衡为核心，中医药针对肿瘤患者以调虚实，平阴阳，双向调节。这也是中医药的魅力所在，无论是朴素的传统中医思维还是与时俱进的生命科学理论，都阐述了中医药双向调节的临床价值和生命内涵。随着学者们研究的深入，这些理论也在不断完善和充实。

机体具有自我调节和自我修复的能力，可以在一定程度范围内本能地调节稳态平衡，这是生命的智慧。为医者应该尊重生命的智慧，重视机体的自我调节功能，倡导在机体失衡状态初期不严重时，尽可能激发机体本能，发挥对功能失衡状态的医疗保障作用。此时可选用中医的针灸对体表特殊部位（穴位）进行刺激，激活生命体的智能模式，让生命体"自发"且"智慧"地去感受失衡情况的细枝末节，或兴奋或抑制一些物质的分泌和代谢，或激动或拮抗一连环复杂的工作，机体在简单的刺激后忙碌地运作着，结局是临床上最为直观的影像——"阴平阳秘，精神乃治"，即身体功能的康复。

由各种系统杂合而成的人体好像是一部"汽车"，每个系统、系统与系统之间在方向盘的掌控下都有条不紊地运作着，构成了运作体，就构造了人这种智慧的具有生命的整体。虽然现代科学正从组织器官、细胞分子、基因蛋白等层面一步步地揭示着生命的奥秘，所研发的药品及检查设备也日益高端，但科学上的一大步回归临床后，受益可能只是小小一步，反而使医疗成本越来越高。药品的毒副作用和昂贵的药品费用是我们不得不面对正视的问题。

笔者在临床运用中发现，中药、针灸在双向调节机体平衡的治疗过程中，二者的配合几乎没有毒副作用和代谢物的问题，同时也具有显著的临床疗效，且治疗费用低廉，因此受到越来越多患者的关注和认可。

常用双向调节抗癌药对

在临床治疗肿瘤时，对药以其简练配伍，通过相须、相使等方法，可使抗癌的效果提高，减轻或消除不良反应，现将临床常用双向调节抗癌药对列举如下。

半枝莲、白花蛇舌草：恶性肿瘤瘤体增大速急，压迫并阻碍气血津液运行，因而患者多有瘀血、痰湿的存在。有抗癌作用的半枝莲可与白花蛇舌草配伍，前者偏于化瘀，后者偏于利水化瘀结。二药配伍，标本兼治，互相协同，双向调节，临床多用此对药治疗有血瘀或水湿内停征象者。

全蝎、蜈蚣：二者都具有攻毒走窜之性，若运用单味药，会因其毒性而使药物剂量受限影响了抗癌疗效。将二药合用，加强通络止痛、搜风行络之功，相得益彰，抗癌作用倍增。临床我常用此二药并配合针灸。

玄参、牡蛎：玄参以解毒为主，牡蛎以散结为主。二者配伍，双向调节，各取所长，增强了泻火解毒、攻坚散结之功效，临床多用于甲状腺癌、颈部恶性淋巴瘤等患者。

莪术、猪苓：肿瘤患者免疫功能低下。莪术破血祛瘀可升高白细胞，猪苓利水，能促进免疫功能，二药配伍，双向调节，可增强利水排毒功能，用于肝癌腹水或放化疗腹水的

肿瘤临证经验及验案

患者。

青黛、雄黄：青黛咸寒，可消肿散瘀，凉血解毒；雄黄味辛温，可解百毒，消积聚，化腹中之瘀血，两药配伍，一寒一热，增强了消肿化瘀、排毒化瘀、消肿瘤之作用，此药对组成青黄散，治疗慢性粒细胞白血病。

黄药子、当归：黄药子味苦，性寒，有毒，偏于消散；当归味甘辛，性温，偏于温补。两药配伍，一寒一温，一散一补，寒热兼施，既能增强抗癌之药效，又降低了黄药子的毒性。当归还能缓解黄药子对肝脏的损害。

苦参、女贞子：二药均有升高白细胞的抗癌作用，苦参味苦，性寒，长于清热燥湿，但有免疫抑制之力；女贞子味甘苦，性凉，重在补益肝肾，更有增强免疫之优势。两药合用，一燥一润，一抑一促，苦参得女贞子滋补而不燥，女贞子得苦参之燥而不滋腻。燥中寓润，润燥兼备，从而达到消除症状、增强疗效的目的。

诃子、陈皮：李时珍曾论述过此对药，认为诃子同陈皮、厚朴同用可下气。诃子酸涩收敛，敛肺利咽，陈皮辛散走窜，理气健脾，燥湿化痰。诃子以敛为主，陈皮以散为主，二药配伍，双向调节，一散一敛，相互为用，临床上多用于肺癌、喉癌、久咳、咽喉不爽、声音嘶哑等。

白僵蚕、地龙：二药为常用抗癌药，配伍属升降合用。僵蚕辛咸，气味俱薄，升多降少；地龙咸寒，以下行为主。二药合用，一升一降，升降协调，化瘀散结，增强通络止痛之力，治疗躯干四肢有痰瘀征兆之肿瘤患者。

海浮石、旋覆花：海浮石咸寒，入肺、肾经，润下用之，清其上源，调下诸淋。功能清肺化痰，软坚散结，利水通淋。主治痰热喘咳、痰积症、瘿瘤、瘰疬、淋证、疝气、疮肿等。我常用 10 ～ 60g 入煎剂（虚寒咳嗽者忌服）。旋覆花咸温，入肺、肝、胃经，功能消痰下气，软坚散结，行水消肿。主治胸中痰结、胁下胀满、咳喘、呃逆、唾如胶漆、心下痞硬、大腹水肿等。《本草纲目》曰："旋覆所治诸病，其功只在行水、下气、通血脉尔。"我常用 6 ～ 15g 入煎剂。注意阴虚劳咳、风热燥咳者不可误用。海浮石清肺降火，润肺化痰，以化为主；旋覆花辛温开肺，消痰下气，以宣为重。二药合用，一化一宣，一清一温，一润一消，如此则诸痰可祛，诸咳可宁，诸喘可平。二药对各种痰喘咳嗽、痰吐不易及胸闷不舒等症有良好的治疗作用。

何首乌、决明子：制何首乌具有补血、通便、生血的作用；决明子具有化瘀、降血脂的作用，适用于免疫低下、经常进食高脂膳食者及高血脂人群。二药配伍，适用于便秘及心血管疾病患者，工作紧张、饮食不规律者，也适用于高血压、高胆固醇、动脉硬化、四肢麻痹、颈项酸痛、手脚冷冰、阿尔兹海默病等。

肉苁蓉、虎杖：肉苁蓉具有温阳通便的作用；虎杖具有清热解毒、清肝利胆、活血化瘀、泻下通便、化痰止咳等作用。二药合用，适用于饮酒过量、肥胖、习惯性便秘的人，以及心肌供血不足、冠心病、血压过高者。工作紧张，常感疲劳者，或用脑过度、常感困倦者也可使用，其可帮助延缓衰老，有祛雀斑、黄褐斑，提高免疫力的作用。

仙茅、淫羊藿：两药具有温阳补肾、调节性激素的作用，所以适用于更年期、接受过妇科手术后的女性，以及渴望青春长驻、改善皮肤的女性和性生活不理想的女性；也适用于步入中年的对工作、生活常感力不从心，希望提高身体功能的男士，希望减少乃至消除阳痿、早泄现象，增强性能力的男士，希望保持良好的精神状态、提高免疫力的人士，减少前列腺疾病与泌尿系统感染的男士。

杜仲、益智仁：杜仲具有补肾、祛风湿、降血压的作用；益智仁具有固肾缩泉的作用，所以适用于关节炎患者。若患者尿频，夜间排尿时间延长，常会感到阴部不适，尿液浑浊，排尿感到疼痛无力，尿中带血、带脓，尿流变细，排不尽，也可选用二药。两药配伍对肾功能不全、肾性高血压等有作用。

薏苡仁、知母：薏苡仁有清热利湿热、抗病毒的作用；知母具有清热滋阴的作用。二药合用清热除湿，滋阴，适用于口腔异常者，有青春痘、扁平疣等皮肤病患者，肥胖人士及糖尿病患者。

淮山药、桑白皮：淮山药具有补肺脾肾气阴、促进自身激素分泌的功能，加上桑白皮还能清肺美肤。二药相配，可同时达到补泻调理作用，特别适用于有雀斑、黄褐斑，皮肤晦暗，面无光泽的人，以及经常在户外工作，受紫外线照射时间长的人，或是头发干枯，指甲无光泽、易断裂的人。

生黄芪、淡竹叶：黄芪具有解毒升阳、提高免疫力、缓解疲劳的作用；淡竹叶具有清心火、除烦热的作用。两者配伍，适用于长期吸烟的男士，免疫力低下、易感冒的人，皮肤晦暗干燥、面部无光泽、长雀斑的女士，易患口腔溃疡的人，或由于体内生成过量自由基而日渐衰老的中青年人。

党参、黄芪：气虚者，甘温以补之，党参健脾气，培中土，益气升阳，对脾肾气虚所致的崩中漏下、月经过多、子宫脱垂、白带清稀等是首选之品。

柴胡、白芍：柴胡长于疏肝，条达肝气，宣畅气血；白芍养血育阴以柔肝，可防"柴胡劫肝阴"之弊端，善治血虚诸证。二药相合，刚柔并济，疏肝而不伤阴，柔肝而不碍滞，诚为疏养肝气之良对。

白术、莪术：白术健脾益气，莪术消癥散结，二药一补一消，一守一攻，有枳术丸之意。胃气弱则痞气结，脾气虚则痰瘀凝，二药相合，攻坚不伤正。

附子、肉桂：附子走而不守，通行十二关。肉桂守而不走，大补命门相火，益阳治阴，二药性味辛热，配伍以补命门而暖胞宫，散寒凝而止诸痛。

桂枝、茯苓：桂枝温阳化气利水，平冲降逆；茯苓渗利水湿，补益心脾。"桂枝得茯苓则不发表而反行水"，温阳化气，助淡渗利水除饮之功益增。

佩兰、泽兰：佩兰气味芳香，宣浊化湿，理气而开胃醒脾；泽兰入厥阴血分，活血祛瘀而不峻烈，兼能利水。

三七、血竭：三七散瘀活血，消肿定痛止血；血竭活血止痛，化瘀止血，对瘀血痛经有殊效。

仙茅、淫羊藿：即古方之二仙散，二药辛温，补命火，兴阳事，配杜仲、续断等以温肾阳，助排卵，对于肾阳虚损、命门火衰之排卵差、性事淡漠等有佳效。

蒲黄、五灵脂：即古方之失笑散，治一切瘀血腹痛，尤宜于血瘀内滞之痛经、崩漏、产后恶露不净、腹痛等，用之颇效。

山药、山茱萸：山药健脾益气，补肾涩精；山茱萸补益肝肾，甘温固精。

龟甲、鹿角霜：龟甲得阴气最足，峻补阴血，善通任脉；鹿角霜能"通督脉之气舍"，擅长于温通督脉。

女贞子、墨旱莲：女贞子采在冬至，墨旱莲收于夏至，二药合用，古名二至丸。女贞子苦甘入肾，益肾滋阴，养肝明目，性平清补；墨旱莲酸甘入肾，滋阴凉血。

蒲公英、夏枯草：蒲公英长于清热解毒，又善消肿散结，为治疗乳痈之要药；夏枯草平肝解郁，以清利厥阴血脉为最，且长于清热散结。

阿胶、蒲黄、琥珀：阿胶养血止血；蒲黄活血化瘀止血，兼利小便，且现代药理研究发现蒲黄既能增加血小板数量，又可抑制血小板聚集；琥珀活血散瘀，利尿通淋。

杜仲、续断、菟丝子：杜仲补肝肾，调充任，安胎；续断益肾肝，续筋坚骨；菟丝子为"固肾安胎第一药。"

海藻、白芥子、夏枯草：海藻软坚散结化顽痰，通脉络；白芥子性温，气锐，通经理气，善逐皮里膜外之痰；夏枯草疏肝散结，清利厥阴脉络。

红藤、败酱草、薏苡仁：红藤长于清热解毒，散结消痈，活血止痛；败酱草功同红藤，而尤善清肠胃热毒之瘀滞；薏苡仁消痈排脓之力亦佳。

笔者运用上述药对以双向调节，"调虚实，平阴阳"，刺激机体，激发或诱导机体自主调节系统，调整阴阳偏倚，从而达到"阴平阳秘"之临床效果。

从"毒"论治肿瘤

"毒"释

"毒"的本义是"毒草",《说文解字》云:"毒,厚也,害人之草,往往而生。"

"毒"在中医学中的含义极为广泛,主要可概括为四个方面:其一,指药物或药性,如《周礼·天官》云:"医师掌医之政令,聚毒药以共医事。"其二,指诊断,多见于外科疾病,如丹毒、疔毒、委中毒等。其三,指治疗,如拔毒、解毒、排毒等方法。其四,指病因,如《素问·生气通天论》曰:"虽有大风苛毒,弗之能害。"提出了"外在之毒"致病的可能性;又如《素问·五常政大论》云:"少阳在泉,寒毒不生……阳明在泉,湿毒不生……太阳在泉,热毒不生……厥阴在泉,清毒不生……少阴在泉,寒毒不生……太阴在泉,燥毒不生。"指出了"内生之毒"的产生和制约之法;再如《素问·五常政大论》王冰注:"夫毒者,皆五行标盛暴烈之气所为也。"说明了无论邪气过盛还是蕴结日久,均可化"毒"。

由上可见,《内经》"毒邪"的概念,是根据其本义,指有强烈致病作用、对人体毒害深的邪气，是有别于六淫的特殊病因。《伤寒杂病论》中，有"阴毒""阳毒"为病的记录，如《金匮要略·百合狐惑阴阳毒病证治》中说："阳毒之为病，面赤斑斑如锦文，咽喉痛，唾脓血。""阴毒之为病，面目青，身痛如被杖，咽喉痛。"至《诸病源候论》，亦有有关"蛊毒""药毒""饮食中毒"及"蛇兽毒""杂毒病诸候"的记载，不仅丰富了致病毒邪的内涵，同时使有关病因学理论进一步发展。温病学中，温热疫毒致病的理论已占据主导地位。近现代许多中医学家亦对毒邪学说不断地进行丰富和发挥，一般认为，"毒"多因邪气（包括六淫、七情、痰饮、瘀血等）蓄积不能疏散，郁久顽恶，厚积超过常态而形成。

此外，随着现代社会科技的发展和人类生存环境的变化，出现了许多过去不为人知的新病种和致"毒"因素，如工业废气，汽车尾气，农药、化肥等挥发的有毒气体，建筑或装修材料释放的化合物等，药品的毒副作用，工业垃圾排放对水源的污染，肉、禽、蛋等食品中的激素、催肥剂、防腐剂及各种添加剂，噪声，通信、电话、电视的电磁波，超高频率对人体的干扰等，均属于"毒"的范畴。

"毒"与肿瘤

中医理论体系中，"毒"邪有内外之分。其中，"外毒"

指由外而来，侵袭机体并造成毒害的一类病邪；"内毒"指由内而生之毒，系因脏腑功能和气血运行失常，使机体内的生理产物或病理产物不能及时排出，蕴积体内而化生，如粪"毒"、尿"毒"、痰"毒"、瘀"毒"等。"内毒"多在疾病过程中产生，既能加重原有病情，又能产生新的病症，多标志着疾病进入较复杂阶段。

"毒"作为一个独立的病因，有其特殊致病特性，如暴发性、剧烈性、危重性、传染性、难治性、顽固性等。四时不正之气往往是毒邪产生的先决条件，故不能将毒邪与六淫截然分开，而毒邪也具有类似六淫的属性，常和六淫夹杂致病，故临床上可称为"风毒""湿毒""温毒""癌毒"等。寒、风、湿、热邪是肿瘤最常见的致病因素，这些邪气侵及人体后，若不能及时化解，与阳热体质相合，则极易化火，蕴而成毒。若邪气伏于体内不发，感春夏温热之气，则伏毒自内而出，表里皆热，熏蒸体肤，而成疾患。若内伤七情，五志化火，宣泄不得，寒湿内结，蕴毒生热，亦可发为癌症等重疾。

有文献统计了近年来与中医"毒"相关的文献有 800 余篇，涉及的与"毒"相关的疾病 189 种，大多见于复杂难治的疾病之中，其中论述肿瘤"毒"证相关的文献仅次于大内科系统疾病。

大凡由"毒"所致的疾病，主要有两个原因：一是自外感受，如直接为温热毒邪所侵袭，或间接由风、寒、湿、燥等邪所转化；二是素体阳盛或阴亏，兼以七情失调，气有余便是火，火自内生，壅而成毒。

除六淫、七情、外伤、禀赋等病因之外，笔者认为，许多疑难肿瘤的发病和迁延常与"毒邪"蕴结有密切的关系。在疑难肿瘤的病因病机中，常由于病情反复不愈，导致风、湿、寒、热邪胶着难解，日久均可化毒，壅遏不解，内伤脏腑，阻碍气血，耗伤津液。病程越久，蕴毒越深，"毒"邪致病之机越需要重视。

基于此，笔者认为，在疑难肿瘤的辨治方面，除了祛除常见的致病因素外，还要从病因病机上重视毒邪致病，治疗上重视解毒祛邪。这不仅是发扬中医病因学说中传统理论的关键，还是提高疗效的关键。

清热解毒治癌法

清热解毒法的形成与演进

清热解毒法所治的热毒，作为病因概念始见于《黄帝内经》。如《素问·五常政大论》中就提出"热毒"之名。《素问·至真要大论》云："热者寒之。""制热以寒。"选用泄热降火、清热解毒之品直接祛除病邪。汉·张仲景《金匮要略》有"阳毒"为病之论，开清热解毒祛瘀法之先河，代表方为升麻鳖甲汤和大黄牡丹汤。《伤寒论》则常用葛根芩连汤、白头翁汤治热痢。唐·孙思邈在《备急千金要方》载有："凡除热解毒，无过苦酢之物。故多用苦参、青葙、栀子、草苗、苦酒、乌梅之属……除热解毒最良。"并在实践中把清热解毒方药灵活地运用到急性热病、痈疽恶肿、瘟疫中毒、风毒脚气、毒热卒发、热毒下结等病症，扩大了清热解毒法的适应范围。金元时期的刘河间，在创立火热学说的同时，提出"寒凉治温"，制定了不少疗效卓著的清热解毒方剂。明、清以后，吴又可、余师愚、叶天士、薛生白等温病大家均从不同角度阐述了温热邪毒的含义，立法施治尤重泄热解毒，拓宽了清热解毒法治疗温病的范畴。

现代认为清热解毒法是指具有清热解火毒邪的治法，针对疫毒感染、热盛成毒、火毒内生三大病因而设，主要治疗疮毒、瘟毒发斑、热毒下痢、虫蛇咬伤、癌肿、急性热病等。常用方有黄连解毒汤、泻心汤、栀子金花汤、清瘟败毒饮、凉膈散、普济消毒饮、仙方活命饮、五味消毒饮、四妙勇安汤等，广泛应用于内、外、妇、儿、杂病及急症的治疗。

清热解毒法实质内涵的探讨

清热解毒法为使用兼有"清热"和"解毒"作用的药物而达到清解热毒之邪的方法，既属于清法，又归于解毒法。清法范围很广，除清热解毒法外，还有清热泻火法、清热燥湿法、清热凉血法及清透虚热法。运用清热解毒法时，需结合临床实际与其他清法配合使用，如温邪袭卫，则疏卫解毒；热入气分，清气解毒；热入营分，则清营解毒；热入血分，则凉血解毒。除清热解毒之外，还可通过催吐、通下、利尿、发汗等方法达到解毒的目的，药物涵盖了涌吐药、攻毒杀虫止痒药、拔毒化腐生肌药等。故而，简单地将清热解毒法等同于清热法、解毒法或是将其与清热泻火法、解毒消肿法相混淆都是狭隘或片面的。

"清热解毒"法解的是什么"毒"？历代中医典籍多从临床表现上加以归纳、引申，而缺乏微观机制的研究，近代许多研究证实清热解毒方药既能解"外源性之毒",即细菌、病毒等,还能解"内源性之毒",即氧自由基和炎性细胞因子,如蒲公英乙醇提取物及黄连总生物碱均具有抗氧化作用。

清热解毒法在中医肿瘤学科的应用

肿瘤的病机为本虚标实,即全身为"虚",局部属"实",热毒内蕴为"实"的主要病机。盖因血遇热则凝为瘀,津遇火则炼成痰,瘀血、痰浊与热相结形成热毒,壅塞脏腑经络,结聚成瘤。如宋代《卫济宝书》指出:"癌疾初发者,却无头绪,只是肉热痛",《医宗金鉴·外科心法要诀》论舌疳(舌癌):"此证皆由心脾火毒所致。"肿瘤相关炎症与火热毒邪关系密切,如肿瘤晚期出现坏死、溃烂甚或并发感染的炎症表现,常有局部红肿热痛及全身发热、口渴、尿赤、便秘等热性证候。如直肠癌之大便脓血伴肛门红肿热痛,白血病的吐衄、发斑、持续低热等,均为火毒伤人的表现。研究证实炎症微环境是促癌转移的重要因素,运用清热解毒法消除肿瘤相关炎症可达到控制肿瘤发展的目的。

清热解毒法对肿瘤的放疗、热疗等局部治疗有增效减毒作用,放疗后机体往往表现出火邪热毒致病的表现,如局部红肿热痛、高热、四肢抽搐、颈项强直等,运用清热解毒法配合滋阴生津、养阴润肺等治法,对减轻放疗损害大有裨益。同样，肿瘤的热疗如射频消融、微波热疗、超声聚焦、放射性粒子植入等，引起的正常组织损害也类似于"热毒""火邪"侵犯机体，临床多运用清热解毒法减轻发热、口渴、便秘及局部损害等证候。半个世纪以来，我国已对3000余种中药和近300个复方进行了抑瘤筛选及药理研究，对癌细胞有直接抑杀作用并经临床验证有效的中药大部分为清热解毒药，如重楼（含重楼总皂苷）、冬凌草（含冬凌草甲素）、山慈菇（含秋水仙碱）等。清热解毒药可通过抑制细胞增殖，诱导细胞凋亡、分化及逆转，调节机体免疫水平，调控细胞信号通路及传导，抗基因突变，抑制肿瘤血管生成和抗多药耐药等多种途径发挥抗肿瘤作用。

肿瘤解毒方

"毒"邪致病的治疗，一是用针对毒邪的药物直接解除，包括用清、消、汗、下、吐等方法，使毒邪从汗液、尿液及消化道等排出体外；二是增强和调节机体自身的抗毒能力，以抵御毒邪对人体的损伤，即扶正祛邪法。解毒法中有清透、清泄、清解、清降、清通、清凉等治法。

历代医家对"毒邪"病症和解毒方药的运用积累了丰富的临证经验。《金匮要略》治阴阳毒用升麻鳖甲汤，其中升麻、雄黄为清热解毒、以毒攻毒之要药。《外台秘要》载黄连解毒汤、《疫病篇》载清瘟败毒饮、《医宗金鉴》载五味消毒饮等，皆为古今常用解毒要方，中医皮科亦常选用，运用得当可治重症，力挽狂澜。但是上述方剂或为寒凉重剂或含有毒药物，一般只做短期应急之用，长期服用恐有败胃或中毒之虞。因此，对于需要较长疗程治疗的慢性疑难性皮肤病，仍需另谋良方。

笔者经过临床实践，发现毒邪强烈、有致病作用、对人体危害大的邪气是有别于六淫的特殊病因，多因六淫、七情、痰饮、瘀血、气滞等邪蓄积不能疏散，郁久顽恶，厚积超过常态而形成。难治性肿瘤存在着各种各样"毒邪"蕴结的问题，常与血热毒邪、寒湿毒邪、鱼虾毒、食积毒、酒毒、药毒、风毒等密切相关。

"癌毒"实质与解毒治癌十法

　　我们可以把包括导致生长癌瘤的毒邪和癌瘤长成后对机体产生危害的"内毒"称为"癌毒"。癌毒是恶性肿瘤发生发展过程中体内产生的一种特殊的毒邪,具有猛烈性、顽固性、流窜性、隐匿性与损正性,常与痰、瘀、湿等病理因素胶结存在,互为因果,兼夹转化,共同为病。故引起癌肿的"毒",既不同于六淫之邪,也不同于痰浊、瘀血等诸邪,或因瘀热互结成毒,或因毒邪郁久化火,每与热邪有关。根据"癌毒"偏于热性,常与痰、瘀、湿等病理产物互生互助的特点,治疗上多以清热解毒法为主,配合活血化瘀、除痰散结等治法,结合不同癌瘤的病理特点和脏腑辨证,拟订出以祛邪解毒为主的常用抗癌解毒十法。

　　1. 泻肝解毒法:有泻肝凉血、解毒止痛、利湿消肿的功效,适于肝、胆、胰腺肿瘤见肝热血瘀者,选用龙胆草、芦荟、半枝莲、蒲公英、栀子、茵陈、大黄、莪术、牛黄、柴胡、白芍、田七、川楝子、溪黄草、土鳖虫等。

　　2. 启膈解毒法:有启膈开关、解毒活血、除痰止呕的功效,适于食管癌、纵隔肿瘤受纳阻滞、脘痛呕逆者,选用守宫、蟑螂、浙贝母、法半夏、天南星、急性子、重楼、蒲公英、威灵仙、乌梅、旋覆花、代赭石等。

3. 和胃解毒法：有和胃降逆、解毒祛瘀、消滞止痛的功效，适于胃癌、贲门癌咽食不下、脘痛呕吐者，选用法半夏、郁金、莪术、田七、水蛭、蒲黄、五灵脂、鸡内金、枳实、菝葜、藤梨根、蒲公英、肿节风、砂仁等。

4. 理肠解毒法：有理肠逐瘀、祛湿解毒、通腑止血的功效，适于肠癌、腹膜播散癌腹痛、下痢赤白者，选用苦参、槐花、金银花、地榆、败酱草、白花蛇舌草、大黄炭、白芍、黄芩、五倍子、罂粟壳、仙鹤草、芦荟等。

5. 通窍解毒法：有通窍清肺、解毒散结、除痰消积的功效，适于鼻咽癌、头颈部癌头痛、涕血或颈部肿块疼痛者，选用守宫、露蜂房、石上柏、天葵子、苍耳子、辛夷花、夏枯草、鱼腥草、山慈菇、海藻、昆布、薄荷等。

6. 清肺解毒法：有清肺止咳、解毒除痰、益气消瘤的功效，适于支气管肺癌、胸部肿瘤痰热内壅、气促胸痛者，选用鱼腥草、桑白皮、地骨皮、全瓜蒌、苇茎、桃仁、葶苈子、浙贝母、守宫、地龙、沙参、天冬、石上柏、壁虎等。

7. 固肾解毒法：有固肾散结、解毒通瘀、凉血利尿的功效，适于肾癌、膀胱癌、前列腺癌、睾丸癌小便淋沥、尿血、下腹肿痛者，选用猪苓、龙葵、小蓟、马鞭草、车前草、仙鹤草、半枝莲、水蛭、杜仲、山茱萸、巴戟天、淫羊藿、何首乌等。

8. 消癥解毒法：有疏肝消癥、祛瘀解毒、利湿散结的功效，适于乳腺癌肿块硬实，子宫颈癌、宫体癌、卵巢癌带下赤白臭秽、下腹癥瘕者，选用山慈菇、露蜂房、当归、柴胡、夏枯草、重楼、苦参、莪术、地榆炭、血竭、蛇莓、急性子等。

9.除痰解毒法：有除痰散结、解毒消积、祛湿通络的功效，适于恶性淋巴瘤、软组织肉瘤消瘦发热、肝脾肿大者，选用鳖甲、土鳖虫、蜈蚣、僵蚕、天南星、半夏、莪术、海藻、昆布、连翘、猫爪草、夏枯草、蒲公英、白花蛇舌草、山慈菇、白芥子、贝母等。

10.凉血解毒法：有凉血止血、清热解毒、祛瘀消癥的功效，适用于各类白血病或慢性白血病急性发作者，选用青黛（研末冲服）、生地黄、牡丹皮、茜根、仙鹤草、血余炭、墨旱莲、天花粉、麦冬、蒲公英、白花蛇舌草、西洋参、六神丸、千里光等。

以上枚举常用抗癌解毒十法，主要针对常见癌瘤而创设，较多选用清热解毒类中药治疗，临床具体施治时，须不偏离辨证论治的宗旨，如见兼症急剧，宜按照"急则治其标"的原则对症治疗，若体质虚衰，气息奄奄，不任寒凉攻伐，则宗"缓则治其本"的大法，扶正祛邪兼顾，或从寓攻于补论治。总之，运用清热解毒法攻伐肿瘤时，必须时时顾及正气，协调整体与局部的关系，以期达到"治病留人""带瘤生存"的目的。

治癌调养十法八平衡

"十法"

一、环境。　　二、心态。

三、饮食。　　四、运动。

五、休息。　　六、治疗。

七、信仰。　　八、氛围。

九、充实。　　十、有度。

"八平衡"

一、阴阳平衡。　　二、营养平衡。

三、动静平衡。　　四、心理平衡。

五、机体平衡。　　六、起居平衡。

七、环境平衡。　　八、平调阴阳。

中医临床应四诊合参

望 色

"鼻头色青，腹中痛"，"其目正圆者，死不治"。张仲景以鼻为望色的主体，这是对《内经》学说的开拓。因鼻为面王，属土，所谓五脏之中气所聚也。故五脏之色，皆能望鼻而知之。

余诊治庞女，17岁。初诊由其母陪同来诊，攒眉不语。其母代诉，每月总有几天日夜不宁。诊之，形瘦削，脉弦细，两目周围明显青色，牵连鼻梁亦青苍色。乃思"鼻头色青腹中痛"。询之，始点头说："每月经来腹极痛，不想说话。"经四诊合参后，投以疏肝调经之药而见效。

闻 声

《金匮要略·脏腑经络先后并脉证》所述闻诊之法，及于三焦，包含了骨、筋、髓、头、心、肺、肝、肾等病症。文曰："在上焦者，其吸促。在下焦者，其吸远。此皆难治。呼吸动摇振振者，不治。"

余见一肺气肿患者，呼吸困难，胸如圆桶，不能弯腰，坐则必高凳直挺，不胜其苦。此吸促二字，明确提示闻诊之要点。以肺气肿而言，呼气时支气管过度收缩，妨碍呼出气体，气体积聚于肺气泡内，引起肺泡过度膨胀，肺组织弹力减退，最终破裂成肺大泡。肺泡周围毛细血管受压迫，肺循环阻力增高，右心负担增加，最后发展为肺心病。对此类患者可明显听及迫促之吸气声，却难以观察其顺利之呼气，故一吸又一吸，出现"吸促"。若并发肺部急性感染，甚至呼吸衰竭，则是"难治"之症。

问　诊

《金匮要略》曰："五脏病各有所得者愈，五脏病各有所得者恶，各随其所不喜者为病。病者素不应食，而反暴思之，必发热也。"这说明五脏疾病各有其适应与不适应之因素，医生必须通过细致探问，了解其具体情况。

医生应注意问诊，在诊断用药方面尽可能给各脏之病相合之品。有些患者在病中，由于暴饮、暴食或勉强进食等往往促使病势反复或加重，原来不发热的，也有引起发热的可能。临床上常见到疾病刚好转，只可先进半流质食物如稀粥等以养胃气，否则容易复发。正如《伤寒论·辨阴阳易差后劳复》云："病人脉已解，而日暮微烦，以病新差，人强与谷，脾胃气尚弱，不能消谷，故令微烦，损谷即愈。"这说明病后必须注意护理、饮食，以适应身体自然恢复，不可疏忽。

切　脉

四时得正脉则平，得反脉则病，这是常理。

《金匮要略》说："师曰：寸口脉动者，因其旺时而动。假令肝旺色青，四时各随其色。肝色青而反色白，非其时色脉，皆当病。"这段文字指出医生应极重视切脉，并说明什么脉主什么病，还不能机械对待，还要注意当时时令。古人有"春弦、夏洪、秋毛、冬石"之论，就是说明切脉不能呆板。比如春季是肝旺的时令，如果患者在春天面色微带青而脉弦，一般是正常的、无病的，这就称为"当令"。如果春天见到面色白、脉迟，这就称为"非其时"色脉，应认为可能有病。这说明脉固然有某脉主某证的不同，但也须灵活掌握。由于脉和色还有随着时令转换而变化的情况，所以临床上还必须望、闻、问、切四诊合参，不能单凭切脉即下诊断。

明·孙一奎说："辨证必合色脉，问动止，聆音声，察饮食。"四诊结合，相互参考，才能全面掌握患者病情及其细节，为辨证施治提供可靠的依据。

望、闻、问、切四诊合参是传统中医的临床基础。《内经》早就告诫医家"诊病不问其始，忧患饮食之失节，起居之过度，或伤于毒，不先言此，卒持寸口，何病能中？妄言作名，为粗所穷，此治之四失也"。故片面强调某一诊法的临床意义不符合中医学理论的基本原则。

不同的诊法对于不同病症确定的特异性意义有所不同。例如脉诊对于导致脉律或脉率失常患者的早期发现往往有其优势，而对脾湿胃热等的确定则不如舌诊。但在未确诊之前，四诊皆不可失。

然而，中医传统的四诊仍有其时代的局限性，有些疾病也可能因四诊无果而出现"无症可识，无证可辨"的实际情况。如果是一般小病也许不要紧，问题是有些重大疾病也会有中医"无症可识"的情况发生。例如医生查体时发现许多肝癌患者早期常无明显症状。

现在许多中医院引进了现代化的诊疗设备，弥补了中医传统四诊手段的不足。故现代中药临床除传统的四诊合参，还要与现代医学诊断结果合参，此即为多诊合参。这是对四诊合参精神的发扬光大，是不以人们的主观意志为转移的中医临床发展趋势，是中医学作为一门科学必须是一个开放系统的客观规律使然。为了顺应这一规律，中医临床医师对中医和现代医学知识"两手都要硬"。这也已经成为对临床医师的要求。

中西医"多诊合参"只是现代中医临床的第一步，也可以看作中西医结合的基础工作。有许多人对此提出质疑，认为这是"中医西化"。笔者认为，中医研究者根据自己的特长和需要，有权只做纯粹的传统中医学术，也有权做中西医学的比较研究，还可以做中西医结合研究。衷中参西、衷西参中、中医西化、西医中化、中医现代化都是可以探索的，也都应允许质疑。发展中医不是只有一条路可以走，只要研究目的是维护人民健康，实效如何，应让实践给出答案。

不同时代的医学形态是由不同时代的人的实践决定的，而这种实践又不可能离开发展着的科学理论所提供的认识系统和思维方式。当代人类用于把握世界的认识系统，是一个由众多相互联系和相互作用的认识按一定的层次组成的、不断丰富的有机整体。那么，"两手都硬"的掌握现代科学理论的当代中医学家们，不可能在考虑中医学问题的时候，把脑子里的西医知识屏蔽掉。因此，出现对中医学问题的西医学思考，或对西医学问题的中医学思考，固有的思维方式发生一些改变，都是不可避免的事情。如果不考虑医学的社会性和医学的国际整体性，不考虑现代科学理论对中医实践的必然影响，盲目反对中西医结合，反对中医现代化，只追求"固有理论的纯粹性"，有可能背离了维护人民健康的基本宗旨，这是不可取的。

肿瘤临证经验及验案

道德与疾病调养

本书笔者总结了临床治疗肿瘤的经验，但大家利用本书医方治病之前，必须先到医院进行确诊，如属急重症，应先用西医疗法控制住病情，以免其发展恶化，当病情稳定后，可加用或单用中医药治疗，这也叫作中西医结合疗法。西药治标来得快，中医治本可去根。如果确诊为慢性疾病，西医治疗可能就不如中药治疗效果好，这时应对症选择中医药方进行治疗。

对每位患者来说，只要从每一种病的有效方法中，再选出适合自己病情且又容易实施的药剂和方法，就有可能将病治愈。为了治病能够收到最佳效果，笔者建议："若要治愈病，唯有医赞医。"最好采取综合疗法，可选择口服药，中西并重的同时可选用针灸、穴位按摩、外敷药膏等，其治疗效果也相当好。

肿瘤除了身病，更多的是心病，比如好坏不分是病、烦恼不断是病。心理是阴暗还是光明，甚至可以影响身体健康，改变一个人的命运。《史记》中讲："凡音由于人心，天之与人有以相通，如景之象形，响之应声。故为善者天报之以福，为恶者天与之以殃，其自然者也。"我幼时读《大学》

中讲："修身在其心，身有所忿怒，则不得其正，有所恐惧，则不得其正，有所好乐，则不得其正，有所忧患，则不得其正。"

我们读圣贤书就是要明理，不要在咬文嚼字上下功夫，那是研究学问，我们要学的是思想理念，学的是与疾病斗争的道理和方法，将理论与实践结合在一起，学会心地光明坦荡，自然能恢复身心和谐，从而终生受用无穷。笔者认为，传统的中医文化思想的核心可以用"道""德"两字来概括，"道"是自然规律，"德"是得到的恩惠、好处，顺应自然规律生活就有好处，即能得到幸福美满的人生。

明代名医龚廷贤寿高92岁，他有一首《摄养诗》："惜气存精更养神，少思寡欲勿劳心。食惟半饱无兼味，酒止三分莫过频。每把戏言多取笑，常含乐意莫生嗔。炎凉变诈都休问，任我逍遥过百春。"把自己的健康长寿寄托于上天是愚昧的，寄托于医生是软弱的，只有掌握好养生之根——道，坚持少私念、去贪心、爱生而不苟生的积极养生观，以"德"润身，才能享受幸福人生。现荟萃养身长寿之道如下。

1. 要心胸开朗，待人宽厚，保持性情温和，知足常乐。若有不如意的事，应想："这也许是最好的安排。"同时注意起居有常，饮食有节，劳作有序。

2. 经常鼓励自己"没问题，我能行"，改除恶习，少喝酒，适量饮茶，少吸烟，保持家庭和睦。凡事要往好处想，想得开，看得开，丢得开。

3. 当对有些问题左右为难时，不好回答，可一笑了之。改变自己，你变他就变，不变他就换，不听闲话，不说三道四，不生闲气，保持开通、开明、开朗的心态。

4. 少抱怨，珍惜自己，开发自己。平时饮食应以五谷杂粮为主，不偏食，不暴食，"始知年与貌，衰盛随忧乐……不畏复不忧，是除老病药"。

5. "以道治心气，终岁得晏然"。要树立正确的人生观、价值观、金钱观，自寻乐趣，适应自然。

6. 要勤动，关心社会。"八十身犹健，生涯学灌田……午窗无一事，梨枣弄诸孙"。如此，安享天年，乃有何疑?

7. "有气不生消磨难，有冤不报是修行"。要保持仁者风范，团结邻里，乐善好施，少私念，去贪心。

8. 常念"我不应该生气，我不应该着急上火埋怨"。学习他人的长处，反思自己的恶念、恶行。"采菊东篱下，悠然见南山"，居住环境好，无污染，空气新鲜，也有助于培养高尚的品德。

9. "仁者寿，修以道"，要学会原谅、包容他人的错误，学会宽恕而无抱怨，懂得谦敬而无不满。

10. 作为医者，始终谨记"健康所系，性命相托"，凡事精益求精，但求无悔。

让中医药精髓与现代共辉煌

厚古不薄今，温故且知新。传统中医学是古而不老，旧而常新，永远富有生命力的。

我作为一名中医，现年 82 岁，这些年来一直在思考中医的若干问题，比如"医为仁术"的问题。过去认为仁只不过是对医的一个道德约束，但是近年来的研究发现，仁不仅是道德礼义上的约束，它还具有真正的学术内涵。仁的意义究竟是什么呢？孔子在《论语·颜渊》中说："克己复礼为仁，一日克己复礼，天下归仁焉。"所以仁的问题在孔子眼里实际上变成了礼的问题，通过复礼，就可以达到仁的境界。近年来，我认为中医是一门尚礼道术的医学，孙真人所倡的"上医以德治国，中医以礼齐人，下医以刑治病"，应该都与此有渊源。

为什么说中医是门尚礼道术的医学？礼的核心要素又是什么呢？孔子在《论语·学而》里有这么一句论述："礼之用，和为贵。先王之道，斯为美。"也就是说"和"的境界。《中庸》里有比较清楚的描述："喜怒哀乐之未发，谓之中；发而皆中节，谓之和。"所以人之"中节"就是以平和为境界，喜怒哀乐中节为和，诸事中节为平和，那何为中节呢？

用医学术语来说，我常给人讲"太过不及"，就是既没有太过也没有不及，是恰到好处的状态，这就叫中节，人要守中节。另外《说文解字》中对"礼"做了一个很特别的定义：礼者履也。礼就是鞋子，礼与鞋子有什么关系呢？我后来细细琢磨，对先夫子的敬意不禁油然而生，五体投地。他们是真正懂得礼的人，否则提不出这样一个概念。礼何以谓履？我们来看履与足是什么关系？就是平和的关系，就是中节的关系，也是协调和谐的关系。鞋子大了穿着不能走路，小了也不能穿着走路，必须不大不小，恰到好处，穿着它方能行道无碍。这又更说明了礼的根本精神实质就体现在"和"上，就体现在"中节"上。我之所以提出中医是尚礼道术的医学，也正因为中医的根本精神实际也体现在这个"和"上，即尚礼道术。

现在我们回到医的具体问题上来，医的目的是什么呢？这个问题大家都能回答，是健康长寿，是不病。在这一点上，中西医是一致的。那什么是健康长寿，什么是不病呢？《素问·平人气象论》有一个非常简洁的定义："平人者，不病也。""平人"就是不病之人，就是健康之人。那什么样的人可谓平人呢？王冰的说法是："如是则应天常度，脉气无不及太过，气象平调，故曰平人也。"所以归结起来，平人即指既没有不及，也没有太过的人，换句话说，平人就是"和平"之人，是中节之人，是尚礼之人。是故平和人者，亦和人也，亦礼人也。健康（不病）是因为人能处平、处和、尚礼、道术。那么疾病呢？就是失平、失和、失礼、失道术的结果。若从这个角度出发，我们可以确定，疾病产生的根本原因，就在于人与自然失去了平和，出现不中节，亦即出现太过或不及，而当人体失去平和时，出现太过不及时，又该如何调治呢？《素问·三部九候论》说："无问其病，以平为期。"《素问·至真要大论》说："无问其数，以平为期。""谨守病机，各司其属，有者求之，无者求之，盛者责之，虚者责之，必先五脏，疏其气血，令其调达而致和平，此之谓也。"无论是什么病，胃病、骨病、肾病还是肿瘤，统统都是以平和为期。这个"期"指目的，所有的病，不管是什么原因造成的，最终都要以平和为目的。为什么呢？因为平和之人不病，所以中医治疗疾病，实际上就是解决一个怎样从非平人迈向平人的问题。平人的状态就是没有太过不及。太过不及何以去之？通过补泻去之，即用泻法解决太过，用补法解决不及，所以，中医的千法万法归结起来，不外这两法。泻法也叫损法，补法也叫益法。《老子·七十七章》云："天之道，损有余而补不足。"有余（太过）损（泻）之，不足（不及）补之，这就是以平和为期。所以中的治法，暗合天道、地道、人道，故为长久之道。

上述问题的研讨，使我们明确了失平和太过不及是疾病发生的根本因素。这个问题就关系到中医这门学问涉及的最基本的三个元素：天、地、人。如《素问》所言："夫道者，上知天文，下知地理，中知人事，可以长久。"所以失平和

肿瘤临证经验及验案

实际上就是与天、地、人失平和。具体而言之，与天失平和是什么样的失平和？与地失平和是什么样的失平和？与人失平和又是什么样的失平和呢？《素问·六节藏象论》说："天食人以五气，地食人以五味。"故与天失平和实际就是与五气失平和，与寒热温凉失平和，与风寒暑湿燥火失平和；与地失平和就是与五味失平和，与酸苦甘辛咸失平和。

那么与天失平和之后，怎样以平为期呢？比如说受了寒怎么办，受了热怎么办，正确的方法是寒者热之，热者寒之。所以寒热互治，属于天的层面失平和的解决方法。与地失平和之后，怎样以平为期呢？《素问·至真要大论》中专门给出了五味的补泻原则。如木系统失平和而致病，要以辛来补，以酸来泻；土系统失平和则以甘来补，以苦来泻。所以五味互治，属于地的层面失平和的解决方法。《神农本草经》在论述每味药物时，首先提出气味，可知中药主要就是针对天地的失平和，而针灸、按摩、理疗等法，亦基本限于解决天地层面的失平和，调理阴阳。

最后剩下与人失和的问题。与人失平和是什么样的失平和呢？与人失和又怎样以平为期呢？这个问题我似乎难以回答。人可能没有爱情、没有自由、没有健康、没有金钱，但我们必须有份好的心情。如果你渴望健康和美好，如果你珍惜生命的每一寸光阴，如果你愿意为这个世界增添欢乐，如果你即使倒下也要面对太阳，那么请你保持好心情，将好心情覆盖到生命的每一个清晨和夜晚，快快乐乐地与人相处，这就是养生的真谛。因为《内经》对这个问题没有过多的论述，至少远远没有像天地层面讲得那么系统和丰富，就说了一句："恬惔虚无，真气从之，精神内守，病安从来？"

众所周知，中医诸家学说表明，中医理论是以《内经》为基础的，而《内经》的内容又以上古时代的医学经验为依据。上古时代，生产工具落后，社会生产力低下，由此而来的是人类适应自然的能力低下，这时期的人际关系亦相对简单，"行有不得，反求诸己"，人们的自我改造能力反而较高，故人与人失平和的问题相对较轻。所以，与人失和是这一时期致病的次要因素，《内经》中之所以简之、略之，缘由似此也。

时至今日，历史至少向前推进了三千五百年，今天飞速发展的科技、发达的社会生产力，与三千五百年前相比，简直叫人不可思议！怎么会有空调？怎么会有飞机？怎么会有太空飞船？怎么会有移植术……由于科技的高度发达，人类改造自然、适应自然的能力，也已不知比过去高了多少倍。所以现在这个时代，人与天地等自然层面的失平和已经不像过去那么重要，已经不再是疾病的最主要因素，然而祸福每每相依，科技是发达了，而且将继续发达下去，但是随着改造和适应外部世界能力的日益提高，人类的自我改造能力反而越来越差。在行有不得的情况下，多是求诸于外，这样一来，人与人失平和，以及失平和状态下解决问题能力的低下，便成为当代人致病的重要因素。

综上所述，虽然中医的元素没有改变，但是我们发现，致病的因素与《内经》成书的时代相比较，已经发生了重大变化，主要矛盾与次要矛盾之间的关系发生了转变，昔日的主要矛盾已经下降为次要矛盾，昔日的次要矛盾已经上升为主要矛盾。现代科技在许多领域几乎无所不能，尤其对于解决天地层面的问题，真可谓神通广大！但科技也有其盲区，科技是人创造发明的，可是科技却很难作用于人与人之间的关系，作用于人的感情，让人一直拥有愉快乐观的好心情。现在有没有这样一台机器，当人生气了，走近这台机器后，就不生气了吗？当恨一个人，走近这台机器后，就不恨这个人了吗？没有！或许永远也不可能有。

古人讲："天时不如地利，地利不如人和。"这句话说明古人早已意识到了我们今天面临的局面。天地的问题将会变得越来越简单，越来越容易解决，或解决的方法越来越多，但是人的问题会变得越来越复杂，越来越难解决。当我们与人失平和时（包括与自身失平和），比如我们怨恨一个人，是很不容易解决的，有的人可能会相互怨一辈子！吃药能不能消除这个怨恨？针灸能不能解决？动手术能不能解决？而怨恨给人体带来的伤害会有多大，我们能确切地知道吗？我想，这是当今中医界应该去思考的问题，也是当今中医同仁应该去解决求索的问题。

怎样解决人平和的问题？《内经》在这方面只是给了一些原则。后世的医家在这方面也只是墨守成规，没有大的建树发展。今天，致病因素已经发生了根本的改变，而医学模式，无论是中医还是西医，却没有相应调整。这也是很多大病、难病没有办法医治的原因。医学越来越发达，问题却越来越多，如果医学发展的方向不调整，就不可能认识到平和的重要，就没有办法解决因此而来的重大问题。

中医学和西医学虽然是在不同社会背景及文化背景下形成的，在思维方法和诊疗手段上也有很大不同，但保障和提升人类健康水平是两者的共同价值取向。

我希望若要中医兴，唯有医赞医。在今后的中医发展道路中，充分应用现代科学技术推进中医，与西医学有机结合，跨文化认同彼此的优势和特点，优势互补，继承和发展中医药精髓，提高临床疗效，是中西医结合重要的发展方向，而且只有采取这种优势互补的整合，跨学科交叉，求同结合，求异探索整合，才能使两种医学都得到很好的发展，达到双赢。

愿中医药事业万古长青！走出中国中西医结合特色路！

寻找"精神"

一、学医过程及经历

我出生在耕种世医家庭，祖父、父亲都是泸定名中医。而我幼受医学庭训，能熟读背诵《医学三字经》《药性赋》《汤头歌诀》《医方捷径》《脉法精义》等中医入门书。

1960 年，我在念高中一年级时，家父不幸染病去世，家里生活十分困难，不能再供我读书了，致使我学业未尽，而返乡务农，并教书一年半，这时我亲眼看见乡村缺医少药的状况，心里非常难受，父老桑梓、亲朋长辈们身患重病疾苦，自不能继承祖父事业，遂以不知医为恨事，故而激发了我立志献身于医学的斗志。

1962 年 11 月，我得家父之友的介绍到德威联合诊所工作。我满足于每月 15 元的工资，不计较报酬，清贫简朴，粗茶淡饭，以济世活人为宗旨，为患者救死扶伤，一视同仁。我订阅了五种医学刊物，博览诸家，刻苦攻读，潜读《黄帝内经》《难经》《金匮要略》《伤寒论》《温病条辨》等经典，背诵经典条文。

1974 年 9 月我考入成都中医学院（现成都中医药大学）

医学系，又因成绩优异由医学系转师资班。我在课堂上曾聆听过凌一揆、彭履祥、李克光、杨介宾、陈潮祖、郭子光、郭仲夫、郁文骏、刘洁明、曾敬光等中医名宿的授课，并在临床中跟着他们见习和实习，奠定了牢固的中医基础。1976年2月，我毕业后仍回到家乡的德威联合诊所工作。由于在乡下，因而使我有机会广泛接触各种病症，取得了难得的经验，并整理了十几万字的临证笔记。遇到疑难症，我便频繁写信向授过我课的老师及全国知名师长如岳美中、任应秋、董建华、沈仲奎、姜春华等请教，得到了他们的金玉良言，受到他们学术思想的指导和影响，使我治疗疑难危重病有显著疗效。我于1978年先后治愈了22名胆、肾结石患者，如丹巴的陶某、岳池的杨某、昆明的周某，治愈5名冠心病患者，他们是泸定的刘某、北京的黎某、成都的刘某、北京的谢某，还治愈了患肝硬化腹水的李某、蒋某，一时初露锋芒，因此对心脏病、肝胆疾患产生了极大的研究兴趣。我撰写了《胆石症分型辨证治》《谈阴黄论治》《茵陈二术煎治疗肝炎》《风湿性心脏病治验》等临床文章。1980年，我用中药和针灸治愈了44例半身瘫痪和30多例面神经麻痹患者，通过实践经验积累写出了《痹症论治》《面瘫30例临床治验》《类风湿关节的论治》。另外，我见当地常见的妇女病如不孕症等给妇女带来了不少苦痛，便参阅各家学说，找到多种治疗方法，并取得较好的疗效，因此撰写了《经闭治验》《更年期阴道下血治疗体会》《妊娠呕吐的治疗》，提出了我治疗妇科病症的新观点。

1983年，我已成为甘孜州泸定县的一名中年中医，我发表的那些文章已与同行们见面，全州各县及全省各地求医者也闻讯而来。我曾先后给本县农村医生讲过课，带过五名学徒。在成都中医学院（现成都中医药大学）实习期间，我在乐山市办的西学中班讲过3个月的课，并带过实习生，人数不下百余人，现在有许多都已成为中医骨干，这也是我常以为乐之事。

二、知识来于勤奋

我是个山乡医生，以"书山有路勤为径，学海无涯苦作舟"为座右铭，白天要在诊所上班，下班回家还要种田，做家务事，或为登门求医者走二十余里路义务出诊，解患者之所急，到夜深人静时才有自己的学习时间。这使我穷思而困学，每得诊一新病，悟一新理，便是增一知识。我充分利用业余时间，努力学习，总结经验心得。我尝写《医书情》《石斛赞》发表在《康巴文学报》《甘孜报》上，以此作为我的医德宗旨。

66年的中医生涯，我长期与山乡患者接触，积累了较为丰富的临床经验。1983年3月，我试着动笔写了《百日咳治验》一文投稿至《四川中医》杂志，不久被刊用，而且得到中国中医研究院（现中国中医科学院）沈仲奎教授的好评，这使我受到很大鼓舞。之后就更加勤奋写作了。近年来，我先后在《四川中医》《中医药研究》《上海中医药杂志》《河北中医》《甘孜州科技》等省内和全国性医药杂志上，发表了38篇临床医案医谈和医学论文，出版专著6部。

我还结合州内实际情况经常为《大众健康》《甘孜科技报》《甘孜报》（科普版）、四川人民广播电视台撰写科普稿件，宣传山乡人民所需要的医药卫生知识及常见的疾病治疗预防方法，至今已发稿46篇。除此之外，我还撰写文艺和新闻稿件8篇。在写作过程中，我对每篇作品都以一丝不苟的态度，严谨治学，从不马虎，如发表在《四川中医》上的《谈阴黄论治》《闭经治验》参考了十多家论著并写信求教于成都中医学院（现成都中医药大学）的金家俊、杨明均等教授，终于提出了分型论治阴黄的四个新观念，引起了同行重视。

为了整理甘孜藏族自治州泸定县的中藏医史资料，我还经常下乡搜集资料挖掘整理写出了《李含章与长春堂》一文，为研究甘孜藏族自治州中藏医学发展提供了资料。

由于环境的特殊，我接触了许多胆结石、肾结石、肝包虫患者，为找到理想有效的药物，我常爬上高山，走进密林，苦心研究治疗胆结石、肾结石的药物，终于在1977年春为一名姓杨名易的患者成功地排出了结石，并且治愈了石渠县一名姓柏的肝肺包虫病患者，我是多么兴奋啊！由于我在乡村医院，直接为患者排石困难大，又没有外科手术设备配合，我反复实践，不断总结经验，修订处方，为让患者在服药期间不影响工作，便改用化石散。近几年来，我用此方治愈了结石患者200余例，将治包虫药改为蜂蜜杀虫丸治疗患者10余例，也取得了良好效果。为进一步探索研究本地区药物资源，促进道地药材的开发，我已走遍泸定全县的山山水水，先后10多次到海螺沟收集有价值的药物800多个品种，采制标本300幅。在此期间，我著有《肝胆病治疗保健提要》《贡嘎山药物治疗拾奇》《杏林笔韵》《贡嘎山药物临床治疗拾奇》，以及长篇小说《长河西》《赏百草情思》。

三、用药的转变及其思想体会

我在临床初期，治病思路生搬硬套，大都是药患其多，不知筛选凑集于一体，想把诸恙一举悉平，一网打尽，药到病除，这是我治病的粗浅阶段。在成都中医学院（现成都中医药大学）学习期间，得名师指点，回到家乡后，我逐渐积累了临床经验，劳动人民常栉风沐雨而表实，故方中表散药宜重；因其营养不足而里虚，故方中攻下药宜轻；对危重患者用药要迅猛剽悍。我曾治疗阳明狂热证，日用石膏200g，犀角（水牛角）10g。治少阴虚寒证者，在七天内用白附片总量500g。这是勇于实践并积累丰富经验的阶段。

由于我在乡村医院，诊治对象大多数是农村群众，他们生活简朴，大多因劳致虚，反复感邪，以致湿、热、寒、瘀、滞兼夹，这种虚与实、寒与热的交叉重复错综复杂，有其特异之处，故应在临床治疗上有所变化。所以我相应地制定了"复方多法"的治疗方法。我在处方中寒热药并用，揉合温散、疏化、宣导、渗利、扶正达邪、调中等法，处一方而兼顾之。故表里上下虚实寒热标本并施，取得了较好疗效。

我继承古方，如运用《温病条辨》桑杏汤加减治疗百日咳（桑叶、川贝母各5g，杏仁、葶苈子、桔梗、木通各6g，沙参、冰糖、茅根各10g，麻黄、马勃各3g）。我认为方剂的发掘与创新、药物配伍加减用量十分重要，遣方用药只要中病，切忌庞杂处方，要在微细中见功效；用药不要牵强附会，要论之以理，求之以药之性有所偏胜；注意配伍宜忌，若配伍不当，则不相益而反相背，集药组方应有规矩准绳，宜补宜泻宜凉宜热，应谨慎配伍。

回顾我的业医生涯，17岁丧父失学，我是凭着一股锲而不舍的劲头，自学成医的。虽行医60多年，却愧无专长来独树一帜，或者成为什么流派，仅可做到师古而不泥古，撷采各家之长，治病不拘一格而已。我在党的培养下读过点唯物主义辩证法，这对我学习医学很有用处，使我不会被一家之言所束缚，偏向一边，使我直到今天，既不守古又不忠于一派，坚持"古为今用，洋为中用"，将古、洋、今结合，灵通辨用。

我在业医中深知"他山之石，可以攻玉"，应虚心地学习他人的东西，学习古人的、现代的知识，懂得西医的常规检查诊断，对了解病情、观察疗效、判断疾病的转归等十分重要。然而事物总是一分为二的，若被西医的检查和诊断所束缚而放弃中医的辨证论治，必将寸步难行。所以，我认为中医人要学点西医的知识，参考借鉴甚至为我所用。但辨证论治、理法方药的原则无论何时都不能丢掉。中医之命力根植于临床，临床研究水平上去了，中医没有理由不上一个新台阶。

一个在学术上具有真知灼见的医者，决不仅是靠经验，必然要有系统的学术理论去指导临床。以上这些是我迄今的观点和志向。同时也铭记着对中药资源的保护、开发和合理的利用，是我州一项极为重要的工作。

撰此文回忆我业医生涯的同时，自愧无绩报效祖国、报效党恩，深感任重而道远，离党和人民的要求还有很大的差距，决心和医学界同人们一道，为振兴祖国医学贡献出全部力量。

其他验案精粹

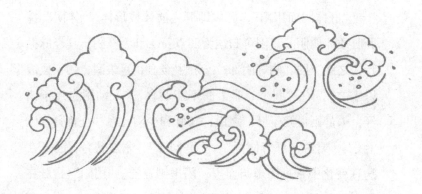

肝硬化腹水治疗浅谈

肝硬化腹水概述

肝硬化腹水这一名词不见于中医学文献中，但其所表现的症状与中医学所论述之"癥瘕""鼓胀""瘅腹胀""水臌"等病极为相似。《医门法律》论胀一证"……凡有癥瘕痞块，即是胀病之根，日积月累，腹大如箕，腹大如瓮，是名瘅腹胀"，明确指出本病与癥瘕积块、肚腹积水的关系甚为密切。肝硬化腹水后会进一步发展为肝癌，且病情更为严重。笔者对其有六十余年的临床实践，故有必要深研细究，以便更好地应用于临床。

"肝体阴而用阳"，肝体即肝之质体或形体，"体阴"指肝脏质体属阴。其因可归纳为四点：①肝为厥阴，其经脉循行人之腹、胁、胸等阴部；②肝主藏血，喜柔润，赖"血液以濡之"，有"肝……非柔润不能调合""人动则血运于诸经，人静则血归于肝"之说；③肝和少阴肾系"全赖肾水以涵之"，常称"肝肾同源""乙癸同源"，木水共存；④肝在病理变化中常见阴虚与血虚，阴虚则血滞。"用阳"指肝在病理变化中常为阳之变，其因可归纳为以下几个方面：①肝喜温恶寒，温则其气升发，条达疏泄，寒则克伐气机而滞不升。秦伯未曰"肝……性喜温，寒则生气不充"；②肝之生理功能多表现在肝气的疏泄条达能助饮食消化吸收及气血的运行，肝气疏泄正常则肝的藏血功能正常，肝气实则怒，虚则恐，则肝不藏血；③肝内舍相火，其性喜升，相火升发可温养诸脏，犹如春阳始发，万物生荣。朱丹溪即称相火"惟有裨益造化，以为生生不息之运用耳"；④肝为"将军之官"，主谋虑，藏魂，魂属阳；⑤其相火极易妄动，有因肝气过盛而致相火盛者，有因体阴不足而致相火亢者，凡相火过极必炎上而致眩晕、头痛、双目胀痛、耳鸣等；⑥肝气喜条达恶抑郁，且肝气最易抑郁，横逆或上逆而现两胁胀痛、头晕、呃逆或呕恶等；⑦肝性似风，风性易动，有"肝为风脏"之说，可见肝阴虚风动、血虚风动、肝火风动，常导致眩晕、四肢麻木、手足震颤、抽搐甚或厥逆等，《素问·至真要大论》云"诸风掉眩，皆属于肝"；⑧凡肝气过盛常及他脏，如肝郁乘脾、肝火刑肺、肝火犯胃、肝火扰心、肝火耗肾等。《医学大词典》云："肝者，干也，谓其性好动而干犯他脏也。"⑨"肝者，罢极之本"中的"罢极"解释不一。我认为"罢极"乃是"将军之官"的具体表现，有放逐、诛杀等和军旅事宜相关的含义。由上可见，肝用之生理功能多为阳之属，病理变化常系肝气过极、肝阳亢盛、肝风内动、肝郁气滞之变，病情恶化演变成肝硬化腹水甚至肝癌。

肝硬化腹水形成的原因

从临床来看，肝硬化腹水形成的原因主要有两个方面：①湿热为邪是本病重要的致病原因。由于外感湿热之邪，或因饮食不节伤害脾胃，湿热相生，内外相应，湿热久蓄，困扰脾阳，导致气机不畅，脾不运化而水湿停聚，温热蕴郁肝胆易发黄疸，疏泄不利气机郁阻，从而影响血行瘀滞，气滞血瘀则脉络滞塞不通，故肝脾肿大，门脉瘀阻，渐成鼓胀。②情志失和、精神困扰是本病的致病原因或重要辅因。郁怒不伸，忧思抑郁，或暴怒无制最易引起肝郁气滞。肝为藏血之脏，性喜疏泄，若肝失条达，气郁则血行受阻，气结则血瘀成积，经久可致肝络瘀塞，肝脾肿大。另外，肝气横逆更伤脾胃，以致运化失常，水湿停聚，痰饮内积，气滞壅阻，血行瘀滞即可形成鼓胀。

肝硬化腹水是由肝、脾、肾三脏气化失常所致，尤其与脾胃运化失常、升降疏泄失司有重要关系。凡五气所化之液悉属于肾，五液所行之气悉属于肺，转输二脏津液、利水生津隶属于脾，脏腑气血调和，各行其职。"气降则水生，水升则气化"，肝、脾、肾气得生，肺、胃之气得降，人身生化不息，气血水津得以运行。若因中气溃败或湿热之邪困脾，运化不行，脾胃升降失司，则水湿内停。加之肾气虚则开阖不利，水湿不得排泄，或肺气弱，肃降失司，通调水道无权，即可导致饮液内积，泛为水鼓，引起胸腔积液或水肿。肝硬化腹水病根在脾，脾阳受损，运化失职，致阴阳不交，清浊相混。《太平圣惠方》称："脾主于土，肾主于水，土能克水，今脾胃虚弱，不能制于水，使水停聚在于腹内，故令心腹鼓胀也。"可见古代医家诸论述是切合实际的。

肝硬化以湿热、痰饮为因，病邪久留不去以致邪恋正伤，影响脏腑气血失调致正气亏损。热邪性燥伤阴，肝郁化火亦伤阴，病情演变多端。由于脾气不运，肝肾阴血失充及气血生化不足等正气虚损之象逐渐显著，使肝硬化之虚实相兼证候复杂，病情不断恶化。

肝硬化腹水的治疗

对于肝硬化腹水的早期治疗，力求恢复肝脏功能，须对准发病环节、各脏腑间的关系原则立法，辨证施治。

1. 清除湿热余邪：由于湿热困阻脾胃或蕴郁肝胆不解，常有腹胀纳少、二便不畅，或有黄疸，或出现蜘蛛痣及出血点，血清转氨酶异常升常，胆红素或可升高，肝炎协同抗原（澳抗）部分可呈阳性等。此时邪恋正虚，湿热蕴毒波及血分，当以清热利湿、凉血解毒为主，以健脾益气为辅。若肝肾阴虚尚需滋补肾肝，脾肾阳虚宜温补之，血瘀明显宜加用活血化瘀之品。经治疗后，黄疸、出血点等可消失，血清转氨酶、转肽酶、胆红素等均可下降，部分肝炎协同抗原阳性者或可转阴。常用药物有茵陈、虎杖、满天星、栀子、黄芩、苍术、板蓝根、牡丹皮、紫草、白茅根、仙鹤草、败酱草、寒水石、白芍、郁金、炒大黄、茜草等。

2.调理气血：疏肝解毒散郁结、调和气血在本病的治疗中占有重要地位。

（1）肝硬化如出现肝脾肿大、食道静脉曲张、腹壁青筋暴露，或有腹水、舌质瘀暗等气滞血瘀、脉络阻塞之象，则必须以软坚化瘀为治，如桃仁、红花、鳖甲、水蛭、䗪虫、牡蛎、三棱、莪术、全蝎、马鞭草、卷柏、青黛、雄黄、石见穿、灵芝等，且必兼疏肝行气之品，这样可增强活血通络之效，并有一定软肝作用。本病虽有气滞血瘀，但常见气虚或气血两虚症状，出现腹水时更为明显，气虚则脉道更易涩滞，故常配合黄芪、红参（党参）、当归、首乌、枸杞子、五香藤、女贞子、阿胶、白芍、红景天、红豆杉、砂仁、黄精、石枣子等以补虚。

（2）湿热缠绵，饮食劳倦，或肝气横逆，郁而化火皆可使脾胃损伤，出现肝热犯脾或肝胃不和等症状，如胸部闷胀、两胁疼痛、食欲不振、纳食不消、恶心嗳气、善怒郁闷、腹胀泄泻诸症。常言"气顺火自降，治火先治气"，顺气即可消火泄热，用疏肝理气法配合祛湿健胃法可顺气消胀，兼能清降，并有助于肝功能恢复。祛湿健胃（脾）可用藿香、甘松、佩兰、川厚朴、白蔻仁、白扁豆、茯苓、薏苡仁、苍术、谷芽、石斛兰、苦荞头、隔山撬、广木香、檀香等。疏肝理气可用香附、青陈皮、郁金、延胡索、枳壳、沉香、小茴香、炒川楝子、香橼、乌药、紫苏、石菖蒲等。

3. 扶正补虚

（1）湿热久蕴，肝阴耗伤，或脾虚肝郁，导致肝肾阴虚、阴虚血热及心肾不交诸证。常见症状如劳则胁痛、心烦口干、多梦失眠、眩晕耳鸣、心悸气短、腰背酸痛、肝掌、蜘蛛痣、出血点，肝功能麝浊、麝絮、脑絮增高，治疗中加用滋补肝肾之女贞子、苦参、枸杞子、熟地黄、淫羊藿、墨旱莲、青蒿、玄参、牡蛎、五味子等之类。妇女需适当加活血化瘀之品，如月季花、益母草、五灵脂等。

慢性肝炎肝硬化时常见脑絮、麝絮、转氨酶同时增高，笔者在治疗中多用清、渗、凉、解毒邪法使血清转氨酶等下降，但麝浊、麝絮等即见升高，若投滋补肝肾之剂，则见麝浊、麝絮等下降，而血清转氨酶又复升高的矛盾现象。此时须分清虚实主次，如转氨酶明显增高，但麝絮等轻中度异常，应以清热解毒、凉血化湿积为主，稍加滋补肝肾之品，可使肝功能逐渐恢复正常。反之应以滋肝补肾化毒邪为主，稍加清热解毒、凉血渗湿软坚之药方可获救。

（2）肝虚脾弱、气血不足容易出现神疲倦怠、气短懒言、面白少华、消瘦贫血、皮肤干燥，或有浮肿、纳少胃呆、舌淡脉沉弱、血浆蛋白低下、血小板及白细胞减少等。治宜补气健脾，养血化毒。一般在治疗后，患者诸症改善，血浆蛋白增加，并可改变血浆中红细胞、蛋白比例倒置现象。主要药物有生黄芪、雪莲花、党参（白参）、当归、红景天、白芍、熟地黄、阿胶、紫河车、女贞子等。阴虚明显者加鳖甲、龟甲、石枣子；阳虚明显者可加鹿角胶、红参、白附片；血小板减少者酌加凉血止血之品，如仙鹤草、墨旱莲、紫草、牡丹皮、水牛角粉。黄芪是补益气血主药，其有补气健脾及直接补气血的作用，能调动脏腑功能，祛瘀生新，利水消肿。笔者在辨证施治基础上大量使用甘孜州黄芪效果尤为显著，剂量可用到 80～200g，但注意湿热过盛者则不宜应用。

肝硬化腹水阶段必先消除腹水，这是鉴别病情发展及减轻胀满痛苦症状的关键，但治疗绝非单纯地使用利水药物而已，而是应审病求因，分清虚实，针对腹水发生的病理实质辨证施治。根据不同类型予以相应的治疗方法，如健脾利水、温阳除湿利水、滋阴利水、活血利水、宣肺降气利水等标本同治之法。如脾虚引起腹水者须以补脾健胃益气为主，利水为辅，腹水即可见消；如脾虚湿困、中焦气机阻滞者，应健胃利湿运脾，理气以疏通中焦，气化水行，则腹水可消；如肺气闭塞，则宣肺降气。肺为水之上源，肺气宣，则通调水道，下输膀胱。健脾利水不离黄芪、白术、茯苓皮、生姜皮之类，血瘀引起腹水者常用三棱、猪苓、莪术、水蛭，常用量为 15～30g；宣肺利水必用麻黄 2～5g，但此药不能多用、久用；晚期肝硬化、体质虚弱甚者多有高热，可重用桑白皮。另外，仍应随证配合疏气活血、软坚化瘀、消痞块、补益气血、滋补肝肾、健脾渗湿、清热渗湿、凉血解毒诸法。然腹水伴有发热时应辨别内外及时处理，外感所致宜先解表然后治里，倘系阴虚引起，又当以养阴清热、利水消胀同治。腹水消退，标证解除，但湿热未清，气滞血瘀及脏腑失调等病理仍然存在，肝功能仍属异常，必须继续治疗，逐步予以纠正。只有肝脏功能得以恢复改善，疗效才能巩固。

现代医学对肝硬化腹水的病因病理进行了很多研究，辅助诊断方法较多，近年来有不少新进展。笔者认为对肝硬化腹水的治疗，在灵活辨证施治的同时，还要重视和采用现代医学诊断成果，疗效可望进一步提高。我可以肯定地说，中西医结合共同实践，必将为本病的研究开创新的前景。

附：治疗肝硬化、肝腹水方

处方：九头狮子草、软肝草、广木香、蝼蛄、血通、鳖甲各15g，三七粉、人工牛黄、蟋蟀、煅白矾、硝黄各30g，熊胆5g，鹿香3g。

甲状腺肿治疗五法

早在秦汉时期，结节性甲状腺肿已被医家列入"瘿病"范畴，其病机特点为本虚标实，虚实夹杂，其致病因素主要是痰和血瘀积结而成。甲状腺肿几乎涉及所有甲状腺疾病，故很难以一法一方达到防治目的。有些结节性甲状腺肿也可形成甲状腺癌，故在临床中应注意鉴别。对于确诊为结节性甲状腺肿的患者，笔者运用中药辨证施治，屡获良效。

瘿瘤之疾，病机复杂，症状多不典型。对于本病病因、病机，不同医家侧重不同，有从虚实、情志、热毒而论等不同的学术观念，但基本认可其病因主要与情志不遂、正气亏虚和饮食水土有关。该病病理因素有气滞、痰凝、血瘀等，病机则是本虚标实，本虚为正气亏虚，标实包括无形之火邪和有形之痰结，病位则在颈。临床上治疗该病大致可分为五法，我按辨证和辨病结合论治的原则，治疗累计病例 80 余例，总有效率为 90%。

治疗方法

1. 理气化痰软坚消瘿法：适用于症见颈部弥漫肿大、质软、表面光滑的结节性甲状腺肿，病情波动常与情志因素有关，舌红，苔薄白，脉弦。治当行气安神，化痰消瘿。处方：柴胡15g，郁金、香附各12g，海藻、海浮石、牡蛎各30g，川贝母、木香、黄药子、酸枣仁各10g，八月札、夏枯草各35g，山豆根、重楼各6g，甘草3g。

2.疏肝理气调摄冲任法：适用单纯性甲状腺肿、青春期甲状腺肿、更年期伴月经不调的甲状腺肿等。处方：柴胡、香附、郁金、当归、川芎各12g，海藻、昆布各20g，五灵脂、朱砂莲各6g，浙贝母、益母草各15g，瓜蒌皮、仙灵脾、仙茅各10g。

3.养阴清热化痰软坚法：适用于甲状腺肿瘤有甲亢症状者，症见颈前肿块，按之较硬或有结节，日久难愈，纳差，舌有瘀点、瘀斑，脉弦或涩，治当理气化痰，养阴清热，活血消瘿。处方：生地黄、砂仁、知母各15g，玄参40g，天花粉、珍珠母、牡蛎各20g，酸枣仁、夏枯草、麦冬、海藻各25g，半夏、红花各10g。

4.清热消肿理气化痰散结法：症见颈前结节，表面光滑，质地柔软，烦热多汗，胸胁窜痛，性情急躁易怒，眼球突出，颜面烘热，口苦舌红，苔薄黄，脉弦数。治当清肝火，化痰散结。处方：栀子、大青叶、紫草、连翘各12g，玄参、石膏各40g，瓜蒌皮、陈皮、半夏、土贝母各15g，远志5g，僵蚕、牡蛎、海浮石各20g，朱砂莲、黄药子各6g，灯心草、牡丹皮各10g。

5. 和营活血软坚散结法：症见颈部肿块，无压痛，患者形体偏胖，神疲乏力，腹胀或有便溏，舌淡，体胖大，苔白或白腻，脉沉细。治当健脾化痰软坚。处方：当归、赤芍、三棱、丹参各 12g，夏枯草、海浮石、石见穿、海藻各 25g，穿山甲、重楼各 6g，制南星 10g，砂仁、白术各 10g，茯苓、礞石各 15g，川贝母 10g。

病案举例

姜某，女，38 岁，2012 年 4 月初诊。患者患结节性甲状腺肿，中医诊断为瘿瘤，辨证属气郁痰阻挟瘀证，治以行气化瘀散结为主，辅以化痰安神。处方：陈皮、酸枣仁、桃仁、焦山楂、合欢皮、鳖甲、厚朴各 15g，牡蛎、海藻各 30g，炙远志、郁金、红花各 10g，半夏、贝母、桔梗、麦冬各 12g。两日一剂，水煎服。服药 1 个月复诊，患者自述精神体力好转，睡眠改善，继续服药 2 个月后，复查甲状腺功能正常，甲状腺体积趋于正常。

软坚化瘀散结汤治颈部淋巴结肿大

颈部淋巴结肿大为临床常见症状，常见于慢性淋巴结炎，多发生于颈侧、颌下、颏下、耳后等处，表现为局部淋巴结不同程度的肿大，单个或数个成串，小者如豆粒，大者如花生米、鸡蛋，触之略硬，表面光滑，推之可移，可有轻度压痛，多继发于头、面、颈部的炎症病灶，部分患者可有低热、盗汗、食欲不振、消瘦等全身症状。如不及时治疗，病情加重时也可发展成脓肿，伴有全身感染症状。临床中，单纯的淋巴结肿大一般不会发生癌变，但淋巴结肿瘤会表现为颈部淋巴结肿大，故需要仔细区分。

颈部淋巴结肿大属于中医"瘰疬""痰核"的范畴，好发于儿童或青年人，中医认为，病因病机为外感六淫邪毒，侵入肌肤，邪毒流注于经脉，与内蕴之痰湿胶结，致使营卫不和，邪郁化热，气血凝滞，阻遏经脉而成痰毒；也有因乳蛾、龋齿、头面部疖肿感染毒邪而诱发。刘启延认为，本病多发于青少年，发病人群一般体质较为虚弱，有反复感冒病史，此乃先天素体亏虚，后天调养失当，病久失治误治，迁延成顽疾。病属本虚标实之虚，以气阴亏虚为本，痰湿浊瘀凝滞为标，治宜扶正固本，清热解毒，化痰逐瘀，软坚散结。笔者以自拟方软坚化瘀散结汤治疗数十例慢性淋巴结肿大，可以快速消除患处病痛，切断病机，祛毒外出，达到标本兼顾、抑制复发的目的。

方药组成：生黄芪30g，川贝母15g，炒白术30g，赤芍30g，玄参30g，浙贝母30g，生牡蛎30g，山慈菇15g，炮山甲10g，蜈蚣3条，陈皮10g，棕粑叶10g，夏枯草20g。

服用方法：除炮山甲、蜈蚣外，余药浸泡1小时，武火煮开，文火再煮30分钟，取汁；加水再煎25～30分钟，取二汁，混匀，分2次早晚温服，炮山甲、蜈蚣，研末冲服。儿童依据年龄酌情减轻用药剂量。药渣趁热外敷病患处，每日2次，每次30分钟。注意温度，防止烫伤。待病情稳定后，亦可将上药加倍药量，焙干，碾细末，装胶囊内，每粒胶囊含生药0.5g，每次4～8粒，每日3次口服。

功用：益气健脾，活血化瘀，理气散结。

主治：慢性淋巴结炎。

组方依据：颈部淋巴结肿大可继发于淋巴结急性炎症的反复发作，或治疗不彻底逐渐增大形成，常见于现代医学的慢性淋巴结炎与淋巴结核疾病，病程较长，以手触之，病患处有大小不等的肿块，犹如豆粒或花生米大小，触之滑软，不红不灼，或痛或不痛，或仅有压痛。本症多由肺胃热郁，外感毒邪，湿浊内侵，耗气伤阴，痰凝血瘀，郁结皮下而成肿结。治宜益气养阴，化瘀行滞，解毒散结。方中生黄芪味甘，性温，具有益气固表、利水消肿、托毒生肌之功效，炒白术味苦甘，性温，具有健脾益气之功，两药合用，补气生血，扶助正气，以托毒外出；赤芍味苦，性微寒，玄参清热滋阴，凉血散结，生牡蛎软坚散结，浙贝母清热化痰，上药合用，可使阴复热除，痰化结散，使瘰疬自消，亦可用于痰核、瘿瘤属痰火结聚者；山慈菇、炮山甲、蜈蚣破瘀通络，活血解毒，尤其是炮山甲一味，张锡纯在《医学衷中参西录》中云："味淡性平，气腥而窜，其走窜之性，无微不至，故能宣通脏腑，贯彻经络，透达关窍，血凝血聚为病，皆能开之，以治疗痈，放胆用之，立见功效。"陈皮燥湿化痰，行气开胃。诸药合用，共奏健脾益气、化痰散结、逐瘀消肿之功效。

加减：淋巴结肿大较重伴有局部红肿者，加蒲公英、皂角刺、黄芩以清热解毒，消肿散结；伴有午后潮热者，加地骨皮以消退阴虚火动，除骨蒸劳热；大便干结者，加大黄以通腑泄热。

【典型病例】

龙某，女，25岁，2013年1月8日初诊。患者颈部慢性淋巴结肿大3年，每因感冒或劳累加重，经病理学检查均提示炎性改变，辗转治疗，仍反复发作。刻诊见患者形体消瘦，面色无华，精神紧张，在左侧耳下颈部可触及3枚硬结，大者约2cm×1.7cm，表面光滑，压痛明显。自述每当病情加重时伴随午后潮热，颈部转侧不爽，纳食一般，睡眠可，大便偏干，二日一行，月经周期正常，有痛经史，经量少，白带不多，末次月经12月18日，舌红，尖赤，苔薄白，脉沉细稍数。依据舌脉证候，辨证为素体不足，外邪侵入，邪毒内恋，痰核滋生，胶着内阻。治宜扶正固本，清热散结，活血化瘀，托毒外出。方用软坚化瘀散结汤化裁。

处方：黄芪30g，炒白术30g，壁虎30g，赤芍30g，玄参30g，浙贝母30g，生牡蛎30g，山慈菇15g，炮山甲10g，蜈蚣2条，全蝎10g（焙干，研末冲服），陈皮10g，地骨皮30g，大黄5g。2日1剂，水煎服，药渣外敷患处。

二诊（2013年1月15日）：患者服用后自觉颈部清爽，肿大处略有缩小，压痛减轻，唯服药后胃部不舒，隐隐作痛，影响食欲，大便稀，日1次，便前腹中绞痛，考虑患者体质虚，不耐药力，嘱其每剂药分4次温服，每饭后30分钟和睡前饮服，予上方大黄炭易大黄，取药6剂，原法继用。

三诊（2013年1月21日）：患者精神、面色明显改善，颈部淋巴结肿大小者已消失，大者约缩至花生米大小，压痛消失，胃纳正常，二便通畅，末次月经前腹痛减轻，月经量较前增多，自述经后体爽，效不更方，原方继续。

复诊（2013年2月19日）：上方随证加减服用49剂，肿大淋巴结已缩至豆粒大小，表面光滑，活动度好。自服用中药治疗期间，患者体质明显改善，亦未发生感冒现象，病情趋于稳定。嘱患者停药观察，平素加强锻炼，提高自身素质，防止病变复发。

按：淋巴结炎是由于细菌沿淋巴管侵入淋巴结所致，并不是每个人遇到细菌感染就会发生淋巴结炎，只有在长期的营养不良、贫血及其他慢性疾病使人体抵抗力明显下降时，感染细菌后才容易发生淋巴结炎。因此，注意个人卫生，提高身体素质，防止各种感染的发生是治疗和预防本病的关键。

针对患者因体弱服用中药出现胃部不适的情况，及时调整服药方法，将每次服药的时间选择在饭后30分钟，一可减轻胃肠道反应，二则取"病在上，饭后服"，借助食气的蒸发作用，引药上行，直趋病所，药效更佳。

煎服后的药渣尚存有部分药力，取其外敷，可以达到局部理疗的作用。临床观察结果表明，中医治疗慢性淋巴结肿大疗效确切，简便易行，且无明显不良反应，不易产生耐药性，并可使局部肿块快速消散，不易复发，值得临床推广应用。

乳腺增生 70 例治验

乳腺增生是临床常见病之一，青春期后的任何年龄均可发病，尤以中年以上妇女多见。虽然乳腺增生癌变的概率较小，但因其较常见，给女性生活带来一定困扰，笔者对此病治疗经验颇丰，故在此节单独论述本病。近 10 年来，笔者运用自拟消瘰棱术逍遥汤加味治疗 70 例乳腺增生，疗效甚为满意，记录如下。

1. 临床资料

70 例病例均为女性，年龄最大 55 岁，最小 18 岁，其中 18 ～ 30 岁 20 例，31 ～ 45 岁 34 例，45 ～ 55 岁 16 例，单侧乳房发病 29 例，双侧乳房病变 41 例；初治者 31 例，曾在其他地方服药不效者来诊 38 例。病程最短 1 个月，最长达四年，肿块直径 3 ～ 4cm 者 8 例，1.5 ～ 3cm34 例，1.5cm 以下者 28 例。

检查诊断标准：70 例诊断均符合全国外科乳腺疾病专业委员会制定诊断标准（条文略）。临床检查单侧或双侧乳房触到肿块如核，大小数量不等，表面光滑，不与皮肤粘连，皮色不变，推知可移，大如鸡蛋，小如花生米，压力有胀痛感，无发热疼痛，无破溃，症状典型，未做病理切片检查的

43 例，病理切片证实的 27 例（未见癌细胞）。

2. 治疗方法

方药：三棱、莪术、柴胡、郁金、当归、鹿角霜各 12g，夏枯草、牡蛎、玄参各 25g，浙贝母、青陈皮、香附各 10g，穿山甲 5g（研末冲服），丝瓜络 20g。

用法：两日一剂，水煎服日服三次，一个疗程为 7 天，可治疗 4 个疗程。

治疗标准：

显效：自觉症状基本消失，乳房肿块数量显著减少或体积明显缩小；有效：乳房肿块减少或缩小，自觉症状明显改善；无效：临床症状及体征无改变或变化不大。

治疗效果：

临床治愈 39 例，显效 16 例，有效 10 例，无效 5 例，总有效率 92.86%。

典型病例

陈某，女，38 岁，2001 年 9 月 18 日初诊。患者于 7 个月前发现两侧乳房肿块伴有腹痛，以左侧为甚，疼痛连及上臂内侧，每遇经前及恼怒则乳房胀痛加重，肿块较硬，乳房检查：左侧外上和外下有 2 个硬块，分别为 1.2cm×2cm 和 1cm×1.6cm 大小，右侧外上约有 1.3cm×1.5cm，一个硬块边界欠清，压痛，推之可动，表面光滑。红外线乳腺扫描诊断为乳腺增生，患者自诉性情抑郁，烦躁易怒，胸闷，月经色暗红，痛经，舌质偏暗红，苔薄黄，脉弦滑。辨证为肝郁气滞，痰阻血凝。予上方治疗一个月后，肿块缩小，疼痛消失，服完两个月，肿块完全消失，红外线乳腺扫描未见异常，随访1年未见复发。

讨论

《病医心得录》指出：乳中结核，形如丸卵，不疼痛，不寒不热，色皮不变，其核随喜怒消长，此名"乳癖"，乳腺小叶增生病属中医"乳癖"等范畴，乳癖皆因肝脾不和，气滞痰瘀而成，以中老年妇女为多，一些专家认为是癌前期病变或被称为乳腺良性肿瘤。

笔者认为，该病多因女子冲任失调，加之情志不舒，肝失条达，肝脾郁结，气机阻滞，经水不行，乳络闭阻，痰浊瘀血内结而成。现代医学认为本病是与内分泌功能紊乱密切相关的一种既非炎症亦非肿瘤性疾病，病理形态上包括小叶增生和慢性囊性病，常见而又难治。本病的主要病机是肝郁气滞，痰瘀凝结，阻滞乳络，日久而成乳癖。患者多有情志不畅，肝气郁结，故肿块常随喜怒而消长。笔者针对其病机特点，采用疏肝解郁、健脾化痰、软坚散结、清热解毒之法，药证相符，故具有临床疗效快、有效率高、无毒副作用等特点。

附　录

创建"兴中善堂"赋

堂前儿孙竞相颜，
惊觉 77 年弹子间。
埋头书文乾坤觅，
意气盎然健康养。

依山日出傍水落，
门庭葱绿惹新衣。
切问修堂为几许？
静待医传终有时。

耿耿难忘赞轩岐，
一腔正气悟医理。
两袖清风定宏基，
兴中善堂代代传。

智人妙语化甘泉，
敏慧功能今古鉴。
庸愚心性融仙境，
仁爱世事莫违情。

注：2016 年 11 月 20 日
修建中善堂时，作于大小庄
子考证药材种植基地

咏故乡

故乡无数佳山水，
看山须看故土情。
万里故乡频入梦，
中藏医药谁着意？

森林荒坡万里长，
百茅百草剧堪怜。
述方德威寻医魂，
弘扬祖传济世人。

大渡河畔海子坡，
黄土厚天水潺潺。
创建康养促长寿，
只为众生不羡仙。

悬壶救人各不同，
中藏为体西为用。
不负先祖不负民，
千秋功罪说纷纭。

一山月
——药王孙思邈生日

春日入怀我读书，
直医月落梅傲霜。
大渡河水任君赏，
绿水青山采药忙。

后　记

　　本书是作者 60 余年在田野乡间熔中医、藏医、西医与现代心理学、生物医学、生命长寿科学理论与实际发展成果于一炉，并以真实的肿瘤病例为论据，经过反复斟酌，仔细权衡，深入思考后创作而成的。通过中西藏的相互汇通，一方面找到它们的相异之处，一方面又挖掘出三者可互为印证的地方，并最终从科学与长寿互不相违的角度，论证了肿瘤病并不是可怕的病。相信此书的出版必会增强人们对"癌症不是绝症"的理解，并有助于廓清长期以来蒙蔽在众人心头的"癌症是不治之症"的疑云，从而使生命转向健康的轨道，让阳光自然播撒！

　　这部医书中的验方、偏方，除一部分方剂，其余都是笔者在实践中总结出来的，献给人民、献给社会。因此在此书将与社会广大读者见面之际，我向历来为人民健康无私奉献、关爱我的中国长寿促进会会长税勇教授及广大朋友患者深深地鞠上三躬，表示我最诚挚的敬意和感谢，同时我的爱人、子女、媳婿在我的写作过程中给予了大量帮助，我的孙儿罗佳鑫、范聂姜帮我打印书稿，马建康先生也帮我做了很多联系工作。在此对这些辛苦的人员一并表示最衷心的谢意。

由于我精力有限，长期生活在农村，本书有不完整、错漏之处，还请诸位尽情指正。

在跨越二十一世纪之际，中国长寿促进会税勇会长给我们提出了对于癌症的新观点。本书是一本以传统中医理论为指导的教大家保持生命健康活力的读物，相信读了此书，无论您是调理自身，还是想要呵护家人，再也不会漫无目的，手足无措，有了治疗目的和方法，就能双向调理，养护根本，由内而外，标本兼治，循序渐进。

范述方

2021 年 11 月 1 日